Vom Trauma genesen

Ein Übungsbuch

Von Arielle Schwartz sind folgende Titel im G. P. Probst Verlag erschienen:

Arbeitsbuch Komplexe PTBS – Ein Geist-Körper-Ansatz zur Wiedererlangung der Emotionskontrolle und der Ganzheit

EMDR-Therapie & Somatische Psychologie – Interventionen zur Verstärkung der Verkörperung bei der Traumabehandlung (gemeinsam mit Barb Maiberger)

Arielle Schwartz

Vom Trauma genesen
Ein Übungsbuch

Praktische Anleitungen für die Arbeit an Traumata, die Stärkung der Resilienz und die Verwirklichung des Potentials

Aus dem amerikanischen Englisch von
Theo Kierdorf & Hildegard Höhr

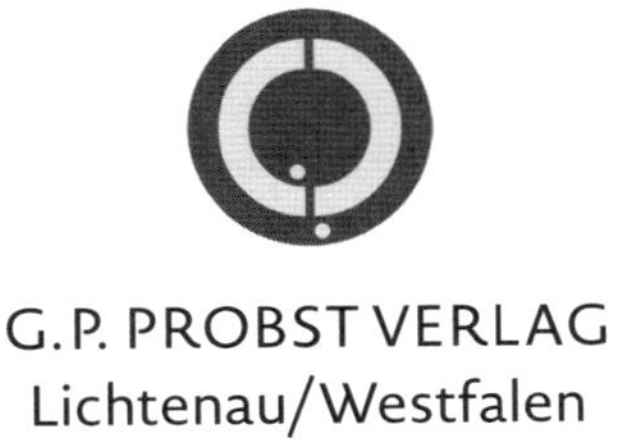

G. P. PROBST VERLAG
Lichtenau/Westfalen

Hinweis für Leser: Standards der klinischen Praxis und Behandlungsverfahren ändern sich im Laufe der Zeit, und keine Technik oder Empfehlung kann in jedem Fall und unter allen denkbaren Umständen als garantiert ungefährlich und wirksam bezeichnet werden. Das vorliegende Buch ist als Informationsquelle für Psychotherapeuten gedacht und kann keine adäquate Ausbildung und/oder klinische Supervision ersetzen. Weder der Verlag noch die Autorin kann die absolute Zutreffendheit, Wirksamkeit oder Angemessenheit irgendeiner konkreten Empfehlung in jeder Hinsicht garantieren. Autorin und Verlag übernehmen keine Verantwortung für Verluste oder Schädigungen, die angeblich durch Informationen oder Empfehlungen aus diesem Buch entstanden sind.

Für die Inhalte der im Buch angegebenen externen Webseiten übernehmen wir trotz sorgfältiger inhaltlicher Prüfung keinerlei Haftung. Für die Inhalte dieser Seiten sind ausschließlich deren Betreiber verantwortlich.

Die Originalausgabe (»THE POST-TRAUMATIC GROWTH GUIDEBOOK: Practical Mind-Body Tools to Heal Trauma, Foster Resilience and Awaken Your Potential«) ist bei PESI, Inc., Eau Claire, WI /USA erschienen.

Übersetzung aus dem amerikanischen Englisch: Theo Kierdorf & Hildegard Höhr, Köln
Umschlaggestaltung: Mareile Gropengießer (Paderborn)
Coverfoto: © lassedesignen – stock.adobe.com
Satz: SpaceType, Köln
Druck & Bindung: mediaprint solutions, Paderborn
Gedruckt in Deutschland

ISBN 978-3-944476-33-9

Bibliographische Information der Deutschen Nationalbibliothek
Die Deutsche Nationalbibliothek verzeichnet diese Publikation in der Deutschen Nationalbibliografie; detaillierte bibliografische Daten sind im Internet über *http://dnb.d-nb.de* abrufbar.

Inhalt

In Dankbarkeit gegenüber meinen Vorfahren
und mit Respekt gegenüber meinen Kindern
und den kommenden Generationen.

Zum Geleit

Als ich Dr. Arielle Schwartz vor zehn Jahren das erste Mal traf, war sie dabei, ihre Doktorarbeit über somatische Psychologie abzuschließen und ihren Ansatz einer somatisch orientierten Psychotherapie zu entwickeln. Sie kam zu mir mit der Bitte, die Supervision ihrer therapeutischen Arbeit zwecks Erlangung einer Lizenz als klinischer Psychologin zu übernehmen. Ich fand bald heraus, daß Arielle eine Ausbildung in EMDR-Therapie hatte und diese Methode bei vielen ihrer Klienten anwendete. Ihre Arbeitsweise gefiel mir sehr gut; nur war ich ein wenig skeptisch, ob ich als existentiell orientierte Therapeutin mit einer starken Abneigung gegen Protokolle und behaviorale Ansätze im allgemeinen die richtige Supervisorin für ihre Arbeit war.

Inzwischen hat Dr. Schwartz meine Ansicht bezüglich der Unvereinbarkeit von existentieller Therapie und EMDR in der Form, wie sie diesen Ansatz lehrt und einsetzt, vollständig widerlegt. Sie widmet ihre Aufmerksamkeit gleichermaßen Körper, Geist und Seele. Und sie ist selbst ein wunderbares Beispiel für eine Person mit jener Art von »authentischer Präsenz«, die sie als »in unserer heutigen Welt dringend notwendig« bezeichnet.

Seit ich Arielle Schwartz das erste Mal begegnet bin, hat sie zwei Bücher veröffentlicht, die zeigen, wie sich die Integration von relationaler tiefenpsychologisch orientierter Therapie, EMDR und somatischer Psychotherapie in der therapeutischen Praxis einsetzen läßt. Nach meiner Auffassung ist ihre Sichtweise durchaus mit dem Ansatz der existentiellen Therapie vereinbar. Die folgende Passage aus dem vorliegenden Buch deutet auf eine Art Einbettung eines existentiellen therapeutischen Ansatzes nicht nur für die Traumaarbeit hin: »Die transformierende Arbeit der Traumaheilung erfordert, daß Sie Veränderung akzeptieren – daß Sie es ertragen, im Raum zwischen der Person, die Sie in der Vergangenheit waren, und der Person, die Sie werden, in einem Schwebezustand zu leben.« Gute Therapie muß einerseits Sicherheit geben und andererseits mit einer Herausforderung konfrontieren – und sie muß die existentielle Angst auffangen, die in Augenblicken signifikanter Veränderung stets aufkommt.

Das vorliegende Buch ist das dritte in einer Reihe ausgezeichneter Darstellungen des von Arielle Schwartz entwickelten integrativen Ansatzes der Traumabehandlung. Was mir an der von ihr beschriebenen Vorgehensweise besonders gut gefällt, ist die Verbindung von praktischer und theoretischer Weisheit, menschlicher Wärme, Techniken für die Arbeit an der eigenen Traumavorgeschichte und Demut. Traumata sind für uns alle nichts völlig Fremdes, nichts, was nur zutiefst verstörte Klienten erleben. Sie sind ein fester Bestandteil des Lebens jedes Menschen. Das sehr persönliche Vorwort von Dr. Schwartz ist ein Meisterstück der Nutzung von Selbstoffenbarungen zur Ermutigung anderer auf ihrer Reise durch das Leben, darunter auch der Klienten.

Wie Dr. Schwartz bin auch ich der Auffassung, daß die meisten Heiler »durch ihre eigene Dunkelheit gegangen« sind. Wenn wir bereit sind, uns mit unserer eigenen Verletzlichkeit zu befassen, können wir dies nutzen, um authentische Verbundenheit mit Klienten zu erleben, die sich mit ihren dunklen Bereichen befassen. Wie der existentiell orientierte Psychoanalytiker Robert Stolorow es ausgedrückt hat, sind wir alle »Brüder [oder Schwestern] in der gleichen Dunkelheit.«

Dr. Arielle Schwartz bezieht sich in ihrem Buch auf Joseph Campbells Idee der *Heldenreise*. Ihr Bemühen, die tiefen Wunden des Traumas in »posttraumatisches Wachsen« zu verwandeln, ist in der Tat eine Heldenreise. Die meisten Mythen beschreiben einen Teil der Heldenreise als Abstieg in die Unterwelt oder als Konfrontation mit einer gefährlichen Situation. Bei einem Trauma wird die »Unterwelt« durch die tiefen Wunden repräsentiert, die Menschen sich in ihrer Entwicklungszeit zugezogen haben, oder durch lebensbedrohliche Erlebnisse. In diesem Buch geht es nicht nur darum, wie man sich in der Welt des Traumas bewegen sollte, sondern auch darum, wie man in das Licht des posttraumatischen Wachsens zurückkehren kann – wie man mit dem »Schatz« – unserem authentischen Selbst – zurückkehren kann.

Das Buch ist Therapeuten ebenso nützlich wie Laien. Sein leicht verständlicher Stil vermittelt eine Fülle von Wissen über die neuesten wissenschaftlichen Untersuchungen und über Interventionen für die Traumabehandlung. Im Grunde handelt es sich um eine Art Kompendium von Techniken, die vielen verschiedenen Ansätzen der Traumaarbeit entstammen. Es beschreibt auch zahlreiche Innovationen, die dem Leser leicht entgehen können. Unter diesen erleichtern viele es Menschen, die nicht von einem Therapeuten unterstützt werden, die beschriebenen Techniken gefahrlos und produktiv zu nutzen. Ein Beispiel hierfür ist die Drei-Stuhl-Technik für die Arbeit am inneren Kritiker, die offensichtlich von der *Arbeit mit dem leeren Stuhl* der Gestalttherapie inspiriert ist – wobei zwei im Konflikt befindliche »Teile« des Selbst von einem dritten Teil, dem

»weisen Selbst« des Klienten, gehalten werden – was man als sicheren Behälter für die Arbeit außerhalb des Kontexts einer Therapie verstehen kann.

Natürlich würde Dr. Schwartz niemals zögern, eine Therapie zu empfehlen, wenn die Arbeit für einen auf sich gestellten Betroffenen zu schwierig wird oder jemand zusätzliche Unterstützung wünscht. Therapeuten können das Buch auch ohne Vorbehalt Klienten empfehlen, die selbst außerhalb ihrer Therapiesitzungen an sich arbeiten wollen. Auch während der Arbeit an schwerwiegenden Traumata kann das »weise Selbst« zur Hilfe kommen. Wenn Therapeuten ihren Klienten dies zugestehen, so wirkt das bestärkend und gibt einen wichtigen Impuls für das posttraumatische Wachsen – für die Wiederaneignung jener Leichtigkeit, Offenheit für Möglichkeiten und spielerischen Haltung, die unser Geburtsrecht sind.

— Betty Cannon, Ph. D., lizensierte Psychologin,
Autorin von *Sartre and Psychoanalysis*,
Begründerin der *Applied Existential Psychotherapy* (AEP)

Danksagung

Die Entstehung dieses Buches wurde durch die Anleitung und Unterstützung einiger mir sehr wichtiger Menschen möglich, denen ich hiermit von ganzem Herzen danke. Zunächst danke ich meinem Mann Bruce Feistner, der mich seit über zwanzig Jahren mit seiner Liebe auf meinem Lebensweg begleitet und mein Leben bereichert. Auch Eliana und Ian, meinen Kindern, danke ich, denn sie sind meine wichtigsten Lehrer. Eure Liebe und Kreativität erfüllen meine Seele mit unerschöpflicher Freude. Meinen Eltern danke ich dafür, daß sie mir das Leben geschenkt haben. Meine Mutter Carolyn Schwartz ist die Heldin ihrer eigenen Transformationsreise und das Vorbild einer Frau, die gleichzeitig eine hingebungsvolle Mutter und Therapeutin sein kann. Ich danke ihr auch dafür, daß sie mich seit meiner frühen Kindheit ermutigt hat, meinen Träumen zuzuhören. Meinem Stiefvater Victor Goldman danke ich von ganzem Herzen für seine nie endende Güte, dafür, daß er mein erster Yoga-Lehrer war, und für das Feedback, das er mir zu frühen Versionen des vorliegenden Buches gegeben hat. Meinem Vater und meiner Stiefmutter, Stephen und Sherry Schwartz, danke ich für ihre Liebe zum Reisen und zur Natur sowie dafür, daß sie meine tiefe Leidenschaft für den Schutz unseres Planeten teilen.

Bei meiner Arbeit als Psychologin bewegt mich immer wieder der Mut und die Offenheit der Menschen, die mir gestatten, als Therapeutin ein Stück des Wegs an ihrer Seite zu gehen. Ihnen allen danke ich für das, was sie mir über Resilienz und die Fähigkeit des Menschen, an den Widrigkeiten des Lebens zu wachsen, beigebracht haben. Auch meinen Lehrern, Mentoren und Kollegen, die meine Arbeit inspiriert haben und weiter inspirieren, bin ich zutiefst zu Dank verpflichtet. Ganz besonderen Dank schulde ich Betty Cannon, die mich mehr als zehn Jahre lang als Lehrerin und Supervisorin unterstützt hat; ihre Anleitung in der Praxis der angewandten existentiellen Psychologie bildet das Herz dieses Buches. Auch Susan Aposhyan und Christine Caldwell möchte ich an dieser Stelle für alles danken, was sie mir beigebracht haben, und dafür, daß sie mich eingeladen haben, somatische Psychologie zu lehren; beide haben die Samen gesät, die sich zu einer fruchtbaren Karriere entwickelt haben. Auch Jim Knipe, meinem EMDR-Berater, bin ich zu Dank verpflichtet; durch seine gütige Präsenz hat er mich die Kunst mitfühlender Traumabehandlung gelehrt. Meinen teuren Freunden und Kollegen Barb Maiberger, Robyn Hubbard, Linda Baird, Nick Kaplan, Donna Daniell, Mary Berneuth, Shyamaa Creaven und Marcella Moy danke ich für ihre großzügige Unterstützung und ihren rückhaltlosen Glauben an meine Stimme. Sie alle haben mir geholfen, jene Integration unterschiedlicher therapeutischer Ansätze zu erreichen, die für meine Arbeit und für dieses Buch charakteristisch sind, nämlich: somatische Psychologie, EMDR-Therapie, Tiefenpsychologie, interpersonale Neurobiologie, Yoga-Therapie, existentielle Psychotherapie, Gestalttherapie und positive Psychologie.

Vorwort

Eine persönliche Reise durch das Trauma zu Resilienz und Wachstum

In den Ausläufern der Rocky Mountains in Colorado, wo ich lebe, führt ein Weg durch einen Teil des Waldes, der vor einigen Jahren abbrannte. Unter den verbrannten Resten der Bäume entspringt dem fruchtbaren Boden üppiges neues Leben. Wenn ich auf diesem Pfad gehe, werde ich jedesmal daran erinnert, daß traumatische Erlebnisse, so verheerend sie gewesen sein mögen, zu einer starken Kraft werden können, die einen untergründigen Strom der Lebenskraft in uns aufwecken kann. Schmerzhafte Ereignisse wirken immer prägend auf unser Leben; aber wir müssen lernen, die verkohlten Bäume unserer inneren Landschaft hinter uns zu lassen und auf unsere Fähigkeit zu neuem Wachstum zu vertrauen. An der Genesung von einem Trauma zu arbeiten ist schwierig, aber diese Arbeit kann auch Weisheit enthüllen und das Herz wecken.

Meine Motivation für die Arbeit an diesem Buch basiert sowohl auf persönlichen als auch auf beruflichen Erlebnissen. Als Psychologin habe ich mich darauf spezialisiert, Menschen zu helfen, vom Schmerz traumatischer Erlebnisse zu genesen. Ich mußte aber auch meinen eigenen Heilungsweg bewältigen. Diese beiden Wege haben sich zu einer Leidenschaft für Resilienz und posttraumatisches Wachsen verbunden. Mit Ungemach werden wir fertig, indem wir uns an unseren Stärken orientieren, uns mit unserem Schmerz konfrontieren und uns mit der Erzählung befassen, die unser Leben definiert. Ich glaube, daß wir alle Widrigkeiten überwinden können. Allerdings benötigen wir dafür mitfühlende Unterstützung und intelligente Anleitung. Unsere Verletzungen entstehen nicht in einem Vakuum, und für unsere Heilung gilt dies ebenfalls. Wir müssen Verletzungen und Verluste im Kontakt mit anderen Menschen überwinden. Auf uns gestellt können wir nicht heilen.

Worum es in diesem Buch geht

Ich habe mit der Zusammenstellung des Materials für dieses Buch in Form einer Folge wöchentlicher Reflexionen begonnen, in denen es um Themen ging, die mit meiner eigenen Heilungsreise und mit Beobachtungen bei meiner therapeutischen Arbeit mit Klienten zusammenhingen. Es ging um Dinge wie die Entwicklung von Ressourcen, die Festlegung von Grenzen, den Umgang mit Scham, Arbeit mit dem Schatten, Stärkung der Resilienz, Entwickeln von Selbstmitgefühl und um Bemühungen, dem Leiden einen Sinn zu geben. Diese separaten introspektiven Augenblicke der Reflexion habe ich dann zu einem umfassenden integrativen Geist-Körper-Ansatz der Traumaheilung und der Entwicklung von Resilienz verbunden. Jede der kurzen Skizzen umfaßt eine Übung, die Sie zur Stärkung Ihrer Selbstwahrnehmung anregt, verbunden mit der Aufforderung, über das behandelte Thema etwas in Ihr Tagebuch zu schreiben.

Sie werden im Laufe der folgenden Kapitel sechzig Übungen kennenlernen, die mit Hilfe wissenschaftlich fundierter Strategien, welche die Resilienz und das posttraumatische Wachsen fördern, einen Weg zur Traumagenesung erschließen. Die in Kapitel 1 und 2 beschriebenen Übungen sollen Sie dazu anregen, Ressourcen zu entwickeln, die Ihnen helfen, sich geerdet, sicher und ruhig zu fühlen. Sobald Sie bereit sind, sich Kapitel 3 zuzuwenden, werden Sie dort Übungen kennenlernen, die darauf zielen, die Wirkung schmerzhafter Verluste oder traumatischer Ereignisse aufzulösen. Sie werden lernen, Selbstmitgefühl zu entwickeln und sich von Ihrem inneren Kritiker zu befreien. Ich lade Sie ein, sich aus der Perspektive von Resilienz und posttraumatischem Wachsen als Heldin oder Helden Ihrer persönlichen Lebensreise zu sehen. In Kapitel 4 finden Sie Übungen, die Ihnen helfen, über den erlittenen Schmerz hinauszugelangen; dies wird Ihnen möglich, indem Sie in Ihrem Leben einen Sinn und Zweck entdecken. Wie ein Alchimist werden Sie in der Lage sein, das Blei belastender Erlebnisse in das Gold des Selbstgewahrseins zu verwandeln. Und sobald Sie sich ausreichend vorbereitet fühlen, können Sie in Kapitel 5 erforschen, wie Sie der Welt Ihre einzigartigen Gaben zugute kommen lassen können.

Ein Buch über Möglichkeiten der Genesung von Traumata zu lesen erfordert schon an sich Mut und Resilienz. Wahrscheinlich haben Sie dieses Buch im Laufe Ihrer Reise zur eigenen Heilung irgendwo gefunden. Und falls Sie es als Therapeut lesen, kann Ihnen sein Inhalt bei Ihrer Arbeit nützlich sein. Die meisten Menschen, die als Heilerinnen und Heiler arbeiten, haben einen Weg durch die eigene Dunkelheit zurücklegen müssen. *Deshalb ist dieses Buch für uns alle da.*

Besonders wichtig jedoch ist, daß wir die darin vorgestellten Übungen nicht nur als Empfehlungen für unsere Arbeit mit Klienten verstehen. Vielmehr helfen sie uns, unsere eigene authentische Präsenz zu entwickeln – eine Qualität, die in dieser Welt dringend gebraucht wird.

Es gibt keine einzig richtige Art, mit diesem Buch umzugehen. Wenn Sie darin Anregungen für Ihre persönliche Heilungsreise finden wollen, sollten Sie sich eventuell an einen in der Behandlung von Traumata ausgebildeten Psychotherapeuten wenden. Diese Art von Unterstützung ist besonders wichtig, wenn Sie noch nie in einer Therapie waren und das erste Mal versuchen, traumatische Erlebnisse durchzuarbeiten. Als Therapeutin oder Therapeut können Sie das Buch bei der Arbeit mit Klienten benutzen. Sie finden darin eine ausführliche Anleitung für die Arbeit an der Heilung von Traumata, die relationale Therapie, Teilearbeit, EMDR-Therapie, somatische Psychologie, Achtsamkeitstraining, Yoga und stärkenbasierte Psychotherapie verbindet. Sie können das Buch auch in einer Gruppentherapie nutzen, um die Entwicklung einer auf Authentizität und Mitgefühl basierenden heilenden Gemeinschaft zu fördern.

Ich möchte im Rahmen dieses Vorworts kurz meinen eigenen Heilungsweg beschreiben, eine Reise durch meine eigene dunkle Nacht der Seele auf der Suche nach Ganzheit (Campbell 2008/2011). Das Beschreiben unserer persönlichen Geschichte macht uns sehr verletzlich, kann uns aber auch eine tiefe Heilung ermöglichen, sowohl wenn wir selbst unsere Geschichte erzählen als auch als Zeugen der Erzählung anderer Menschen. Meine Erzählung wird Sie mit einigen der Herausforderungen bekannt machen, mit denen ich konfrontiert wurde, sowie mit den Ressourcen, die mir geholfen haben, diese Hindernisse zu überwinden. Ich bitte Sie, meine Erzählung mitfühlend aufzunehmen. Deshalb empfehle ich Ihnen, langsam zu lesen und sich Ihren eigenen Atem und Ihren Herzschlag spüren zu lassen. Möglicherweise fühlen Sie sich durch die Worte, mit denen ich meine Geschichte schildere, berührt oder bewegt. Wenn ja, bitte ich Sie, innezuhalten und diesen Augenblick als Chance zu verstehen, zu spüren, wie uns die nackten, zarten und wunderschönen Augenblicke an unser gemeinsames Menschsein erinnern können. Ich hoffe, daß das, was ich berichten werde, in Ihnen den Mut weckt, sich Ihren Ängsten zu stellen und mit neuen Erkenntnissen über sich selbst aus dieser Konfrontation hervorzugehen.

Meine Heldenreise

Mit Anfang Zwanzig fühlte ich mich sehr unwohl in der Welt. Ich litt unter starker Angst und war depressiv. Außerdem hatte ich gesundheitliche Probleme, und manchmal war mir, als würde ich in einer Art Nebel leben. Anfangs versuchte ich, meinen Schmerz zu ignorieren, aber schließlich gestand ich mir und anderen ein, daß es mir ganz und gar nicht gut ging. In dieser Situation entschloß ich mich, den Weg zur Heilung in Form einer Jungschen Therapie anzutreten. Durch Traumarbeit tauchte ich in die Unterwelt meiner Psyche ein. Nach einer Weile erfüllte mich ein Gefühl der Verbundenheit mit einem tiefen Gefühl innerer Kraft und Weisheit.

Im weiteren Verlauf der Therapie setzte ich mich mit der Furcht auseinander, die mich als Kind geplagt hatte und aus der die Angst erwachsen war, die mich in meinem ganzen bisherigen Leben verfolgt hatte. Ich erinnere mich noch gut an die heftigen Streitigkeiten zwischen meinen Eltern, die schließlich, als ich vier Jahre alt war, zu einer erbitterten Scheidung führten. Als ich das Alter von sieben Jahren erreichte, war meine Familie komplizierter geworden, denn ich hatte nun Stiefeltern und Stiefgeschwister. Als sensibles Kind fühlte ich mich verloren in einem Meer starker Emotionen wie Eifersucht, Groll, Wut und Einsamkeit. Ich erinnere mich noch gut, daß das Haus, in dem ich meine Kindheit verbracht hatte, abbrannte, als ich sieben Jahre alt war. Die Wände des Hauses waren danach von Ruß geschwärzt – eine äußere Versinnbildlichung dessen, wie ich mich innerlich fühlte. Weil ich das Ausmaß dieser schmerzhaften Ereignisse nicht verarbeiten konnte, stauten sie sich in mir auf, und dies führte dazu, daß sich meine unverarbeitete Trauer körperlich manifestierte. Ich litt ständig unter Halsentzündungen, Bronchitis und Asthma.

Als Jugendliche empfand ich starke Verzweiflung, mit der ich fertig zu werden versuchte, indem ich andere Menschen von mir stieß, auch diejenigen, die mich umsorgten. Meine Haltung, meine Stimmung und meine Gedanken spiegelten die angesammelten Belastungen aus meiner Kindheit. Ich litt unter starken Verspannungen in den Schultern und im Oberrücken in Form chronischer bohrender Schmerzen. Auch mein Selbstvertrauen und mein Selbstwertgefühl litten unter den belastenden Relikten aus meiner Vergangenheit. Um meine Verletzlichkeit zu kompensieren, nahm ich Zuflucht zum unbekümmerten Ausagieren, was einen Höhepunkt erreichte, als ich 15 Jahre alt war. In jenem Sommer fuhr ich mit meiner Familie in einen Urlaubsort am Meer. Eines Abends schlich ich mich aus meinem Hotelzimmer und ging in die Bar. Das war sicher nicht der richtige Ort für eine Fünfzehnjährige. Ein älterer Mann kaufte mir einen Drink und lud mich in sein Zimmer ein. Geschichten dieser Art enden nie gut. Als ich am nächsten Morgen aufwachte, empfand ich unermeßliche Traurigkeit und Scham. Ich saß allein am Hafen, schaute auf das Meer und fühlte mich hoffnungslos. Ich vermochte keinen Weg zu erkennen, der aus meinem Schmerz heraus geführt hätte. Zum Glück endet die Geschichte nicht an diesem Punkt. Und was als nächstes geschah, wurde sogar zu einem wichtigen Wendepunkt in meinem Leben.

Ein Mann näherte sich mir und fragte, ob er sich neben mich setzen dürfe. Ich zuckte die Achseln. Offenbar war auch er am Vorabend in der Bar gewesen, und was er mitangesehen hatte, hatte ihm Sorgen gemacht. Für mich war wichtig, daß sich dieser völlig Fremde die Zeit nahm, mir etwas zu sagen. Er bemerkte, ich wirke verstört. Ich nickte, und mir liefen die Tränen über die Wangen. Ich weinte das erste Mal seit vielen Jahren. Er verglich unser Leben mit den Booten auf dem Wasser. Wir alle müßten uns auf einen Punkt am Horizont hin orientieren, um nicht hoffnungslos dahinzutreiben. Für mich sei es an der Zeit, mir klar zu machen, daß ich aus einem bestimmten Grund auf der Welt sei. Während ich ihm zuhörte, spüre ich ein sanftes Nachlassen meines Schmerzes. Er fuhr fort, es sei wichtig, einen Ausgleich zwischen Gefahr und Sicherheit zu finden. Zu große Gefahr werfe uns zurück, und zuviel Sicherheit hindere uns daran, vorwärts zu kommen.

Es ist erstaunlich, daß ein mutiges Gespräch uns das Leben retten kann. Ich habe nie herausgefunden, wer dieser Mann am Meer war, und ich habe ihn nie wiedergesehen. Aber er hat mir geholfen, einen inneren Kompaß zu entdecken, der mir schließlich ermöglichte, meine persönliche Orientierung wiederzufinden. Die Therapie half mir, allmählich Fuß zu fassen und Stabilität zu entwikkeln. Zwar verlief mein Pfad nicht völlig gerade und war schmal, doch langsam wurden Zuversicht und Hoffnung bei mir stärker.

Nach dem College-Abschluß nahm ich eine Arbeit im Rahmen eines Wilderness-Therapy-Programms im Süden von Utah an. In den folgenden beiden Jahren arbeitete ich mit straffälligen Jugendlichen – Heranwachsenden, die ebenfalls mit großen Herausforderungen konfrontiert worden und in ihrem kurzen Leben auf Abwege gekommen waren. Diese Arbeit vermittelte mir einen ersten Eindruck davon, wie es sich anfühlt, andere zu führen. Eines Tages lud mich ein Freund zu einem Workshop über Body-Mind-Centering ein – dies ist ein integrativer Ansatz, der sich damit beschäftigt, wie der Geist mittels Bewegung physisch zum Ausdruck gelangt. Bei einer bestimmten Übung lagen wir auf dem Rücken und sollten unseren Körper rhythmisch sanft vor und zurück schaukeln, indem wir die Füße gegen den Boden drückten. Plötzlich kamen mir die Tränen, und ich stellte die Verbindung zu einer Empfindung wieder her, die ich als Kind intuitiv entdeckt hatte. Mir war wieder eingefallen, wie ich versucht hatte, mit meiner chaotischen Kindheit fertig zu werden, indem ich mich durch rhythmisches Schaukeln in den Schlaf bewegt hatte, bis ich spürte, daß ein Gefühl der Ruhe meinen Körper und Geist erfaßte. Die Wiederentdeckung dieser heilenden Kraft der Bewegung hat bei mir den Wunsch gestärkt, so viel wie möglich über Verkörperung zu lernen.

Als ich mich auf diese Suche begab, verließ ich Utah und brach nach Massachusetts auf, wo ich mich im Kripalu Center zur Yoga-Lehrerin ausbilden ließ. Dadurch wurde mir klar, wie wichtig es ist, die eigenen Aktivitäten zu verlangsamen und Achtsamkeit zu entwickeln. Ich erkannte so, wie sehr ich immer noch vor mir selbst davonlief. Meine Suche nach Verkörperung setzte ich in einem Studium an der Naropa University fort, wo ich auf einen Magistergrad in somatischer oder körperzentrierter Psychologie hinarbeitete. Der experientielle, körperzentrierte therapeutische Prozeß, dem ich mich in den nächsten drei Jahren unterzog, führte zu einer tiefen persönlichen Transformation. Ich setzte meine Therapie fort, löste mich von alten Überzeugungen, betrauerte Verluste und überwand alte, überkommene Gewohnheiten. Damals lernte ich, daß eine Traumavorgeschichte ein langsames und vorsichtiges Sich-Anfreunden mit dem eigenen Körper erforderlich macht.

Kurz nach Abschluß meines Studiums hatte ich einen Autounfall mit einem Totalschaden meines Wagens. Fassungslos und erschüttert befreite ich mich aus dem völlig zerstörten Fahrzeug, dankbar dafür, daß ich noch lebte. Als somatischer Therapeutin war mir klar, wie wichtig es ist, den Schock aus dem Körper zu leiten, und ließ deshalb das spontane Schütteln und Zittern meines Körpers geschehen. Doch in den Monaten nach dem Unfall erreichte meine Angst eine neue, mir bisher unbekannte Stärke. Ich entwickelte Angst vor dem Autofahren bei Nacht und gewöhnte mir an, die Kreuzung, wo der Unfall passiert war, zu meiden. Auf Empfehlung eines Kollegen hin meldete ich mich für eine EMDR-Therapie *(Eye Movement Desensitization and Reprocessing)* an und stellte fest, daß mir durch diese Arbeit weitere Aspekte meiner Kindheitstraumata zu Bewußtsein kamen. Die Wirkkraft dieser Therapie beeindruckte mich so sehr, daß ich mich für ein Doktoralprogramm in klinischer Psychologie anmeldete, um meine beruflichen Interessen weiter zu verfolgen und die Möglichkeiten der Nutzung von Geist-Körper-Therapien zu erforschen.

Im Laufe des folgenden Jahres heiratete ich und machte mir mit meinem Mann zusammen Gedanken darüber, ob und wann wir ein Kind bekommen wollten. Aber neun Monate nach unserer Hochzeit traf uns ein schwerer Verlust. Der Bruder meines Mannes, ein Militärpilot, stürzte mit einem Helicopter ab. Während der Trauerfeier fühlten wir uns wie in einem Traum. Etwa drei Monate später zeugten wir unser erstes Kind. Eine Schwangerschaft in einer Phase tiefer Trauer ist eine ziemlich belastende Angelegenheit. Noch irritierender war für uns, daß als Geburtstermin unseres Kindes der erste Jahrestag des Todes meines Schwagers berechnet wurde. Tatsächlich setzten die Wehen bei mir am Jahrestag seines Todes ein; geboren wurde unsere Tochter aber erst am folgenden Morgen. Sie hatte sich also einen eigenen Tag ausgewählt. Durch die geschilderten Ereignisse entdeckte ich, daß ich stärker war, als ich bis zu diesem Zeitpunkt angenommen hatte.

Seit Beginn meiner Heldenreise vor mehr als zwanzig Jahren habe ich meinen persönlichen Entwicklungsweg fortgesetzt. Anfangs waren die nährenden und schädlichen Ereignisse in meinem Leben wie ein eng gewickelter Wollknäuel untrennbar miteinander verbunden. Ich konnte mich nicht auf die guten Erlebnisse konzentrieren, ohne daß ich von Gefühlen der Einschränkung, des Widerwillens oder des Grolls erfaßt wurde. Als ich mich um meine Verletzungen kümmerte, merkte ich, daß es mir leichter fiel, die Liebe, Sorge und Großzügigkeit zu akzeptieren, die ich in Verbindung mit den für mich problematischen Ereignissen meiner Kindheit erlebt hatte. Ich lernte, auf den Wellen schmerzhafter Emotionen zu surfen, und entwickelte die Fähigkeit, Freude zu empfinden. Mir wurde klar, daß die Auseinandersetzung mit Verlusten, Enttäuschungen und dem durch traumatische Erlebnisse verursachten Schmerz schließlich zum Akzeptieren des Erlebten führen kann. Die Ansammlung vieler wunderbarer und schrecklicher Momente formt uns und macht uns zu denjenigen, die wir sind. Es ist wichtig, sich mit dieser Komplexität zu konfrontieren, weil sie jenen einzigartigen Selbstausdruck verstärkt, den wir der Welt darbieten.

Aufgrund dieser transformierenden Arbeit ist es mir auch gelungen, mit Demut und Selbstmitgefühl meine eigenen Unvollkommenheiten anzuerkennen. Mutter zu werden hat mir zu akzeptieren geholfen, daß ich für meine Kinder immer eine unvollkommene Mutter sein werde. Auch ist mir jetzt klar, daß meine eigenen Eltern das Beste getan haben, was sie angesichts ihres eigenen, über Generationen weitergegebenen unaufgelösten Schmerzes tun konnten. Diese Verletzungen haben mich in meinen Ängsten und Unsicherheiten und in meiner Scham begleitet. Ich kann zwar die Vergangenheit nicht verändern, aber ich kann mich selbst ändern. Und indem ich dies tue, wird es mir vielleicht gelingen, mir selbst und meinen Kindern eine andere Zukunft zu ermöglichen.

Diesen Weg zu gehen erfordert großen Mut. Auf eine Heldenreise sollte man sich nicht allein begeben. Es heißt, es brauche ein ganzes Dorf, um ein Kind aufzuziehen. Man könnte auch sagen, es brauche ein ganzes Dorf, ein Trauma zu heilen – insbesondere wenn das Trauma in der Kindheit entstanden ist. Bei erfolgreichem Verlauf der Heldenreise entdecken wir möglicherweise, daß wir stärker sind, als uns bisher klar war. Nach Abschluß unserer Reise können wir mit unseren Entdeckungen in die Welt zurückkehren und sie der Welt zum Geschenk machen.

Ich habe viele Jahre an den Fremden gedacht, der damals, als ich fünfzehn Jahr alt war, am Meer mit mir gesprochen hat. Viele Jahre habe ich gedacht, er sei ein Schutzengel gewesen – und vielleicht war er das wirklich. Er hat mich daran erinnert, daß unser Dasein in der Welt einen bestimmten Grund hat. Mittlerweile bin ich der Ansicht, daß wir alle dazu bestimmt sind, einander als Schutzengel zu dienen. Wir alle erhalten unendlich viele Gelegenheiten, einander zu schützen und mitfühlend zu behandeln. Ich bin fest davon überzeugt, daß unsere persönliche Entwicklung einem umfassenderen Ziel dienen soll. Und das beinhaltet nach meiner Auffassung, mit offenem Herzen zu leben, anderen gütig zu begegnen und sich um die Erde zu kümmern. Ich hoffe sehr, daß dieses Buch Ihnen helfen wird, Ihre eigene Stimme zu hören und mit dem Sinn Ihres eigenen Lebens in Einklang zu kommen.

Zum Abschluß möchte ich Ihnen ein Gedicht vorstellen, das ich während meines persönlichen Heilungsprozesses geschrieben habe. Bitte verstehen Sie es als Einladung zum Eintritt in das unbekannte Gebiet Ihres eigenen Heilungspfades.

INS LICHT

Ich glaubte, es sei mir in der Welt beschieden, die Wunde zu tragen.
Nun weiß ich: Dich zu ehren bedeutet, dich loszulassen.
Ich löse mich von den dunklen Schatten unserer gemeinsamen Vergangenheit,
vom Schmerz,
von der Furcht,
vom Verlust,
von der Unsicherheit,
vom Mangel an Vertrauen zur Menschheit und zu dieser Welt.
Nun weiß ich: Dich zu ehren bedeutet, mich von dir zu lösen.
Alle meine Vorfahren,
meine Großmütter und Großväter,
alles, was ihr jemals wolltet, ist, daß ich ganz werde.
Nie wolltet ihr, daß ich in der Furcht lebe,
verborgen oder klein zu bleiben.
Ihr habt mir dieses Leben geboten.
An mir ist es nun, ins Licht zu treten.
Doch manchmal habe ich Angst,
auf die Knie geworfen,
schwankend zwischen dem Behagen
einer einschränkenden, aber wiedererkennbaren Vergangenheit
und dem Unbehagen einer unvorhersehbaren Zukunft.
Wie soll ich da die Freiheit wählen?
Du Großes Unbekanntes,
Du bist meine Weisheitsquelle.
Ich verneige mich vor dir.
Du bist hier, um mir zu helfen zu wachsen,
zu lernen, diesem Augenblick zu vertrauen.
Ich sitze zu deinen Füßen,
ein Kind der Welt,
mit sanftem Lächeln
und offenem Herzen.
Es ist nun an mir, ins Licht zu treten.

Ein persönliches Manifest

Ein persönliches Manifest ist eine Aussage über die eigenen Werte, Überzeugungen und Absichten. Sie fungieren wie eine Art Kompaß für das Leben. Am Ende dieses Buches werden Sie Gelegenheit erhalten, Ihr eigenes persönliches Manifest zu schreiben. Zum Abschluß dieses Vorworts möchte ich Ihnen mein persönliches Manifest mitteilen. Es enthält die Prinzipien, die mich dazu gebracht haben, das vorliegende Buch zu schreiben. Ich danke Ihnen hiermit, daß Sie mir erlauben, Sie auf Ihrem Weg zu geleiten.

Ich behandle mich selbst und andere mit Güte, Fürsorge und Respekt. Ich widme mich meinem emotionalen und mentalen Wohl, indem ich mich so verletzlich mache, daß ich meine Gefühle ausdrücken und mich mit schwierigen Augenblicken in meinem Leben befassen kann. Ich glaube, daß alles, was wir erleben, also auch die schwierigsten Ereignisse, mit denen wir konfrontiert werden, uns Gelegenheit zum Wachsen und Lernen gibt. Ich höre mir die Sorgen und Kümmernisse anderer Menschen aufmerksam an und reagiere darauf mit Empathie, indem ich aus meinem Herzen heraus mit ihnen spreche. Ich bemühe mich im Leben um Integrität, indem ich zugebe, wenn ich falsch liege, indem ich andere Menschen um Feedback bitte und indem ich Verantwortung übernehme, wenn ich andere verletzt habe; und ich versuche, Fehler wiedergutzumachen, wann immer es möglich ist. Ich trete leicht auf und achte auf die Wirkung meiner menschlichen Fußabdrücke auf unser aller Erde. Ich bin bereit, aus meinen Fehlern zu lernen. Ich schütze mich und würdige meine Sensibilität, indem ich meine Grenzen respektiere und nötigenfalls »nein« sage. Ich vertraue meiner Intuition und höre auf meine innere Stimme. Ich konzentriere mich darauf, in der Gegenwart zu leben, und ich biete der Welt meine Präsenz. Tag für Tag bemühe ich mich aktiv, meine physische, mentale, emotionale, soziale und spirituelle Resilienz zu stärken. Ich genieße bewußt die angenehmen Augenblicke des Lebens, indem ich mir Zeit nehme, dankbar zu sein, und indem ich mir zugestehe, Freude, Begeisterung und Glück auszudrücken. Ich bin bereit, auch dann Neues zu erproben, wenn ich mich fürchte. Ich kenne meinen Wert, drücke meine Stärken aus und ermutige andere, das gleiche zu tun. Anleitung und Unterstützung heiße ich in meinem Leben willkommen und biete auch selbst dankbar anderen Anleitung und Unterstützung an.

Übungen für die Genesungsreise

1 Die Einladung

Traumatische Ereignisse können in unserem Leben viele Formen annehmen. Ein Trauma kann durch eine Vergewaltigung, einen Autounfall, Teilnahme an Kriegshandlungen, Gewalterlebnisse oder Terrorismus entstehen. Traumatisierend kann weiterhin der Tod eines geliebten Menschen oder das Ende einer Beziehung wirken. Auch das Erleben von Mißbrauch, Mißhandlungen oder Vernachlässigung in der Kindheit und das Miterleben von Gewalt in der Familie kann zu chronischen traumatischen Belastungen führen. Ein Trauma kann schließlich auch durch Umweltkatastrophen entstehen, mit denen wir aufgrund der Klimaveränderung immer stärker rechnen müssen, beispielsweise in Form von Bränden und Überflutungen. Und in unserer immer komplexer werdenden politischen Situation kann ein Trauma auch durch die weiterhin bestehenden kulturellen Barrieren verursacht werden, mit denen viele Menschen konfrontiert sind, beispielsweise in Form von Streß, der durch Diskriminierungen hervorgerufen wird, in Form von Unterdrückung oder in Form der Gefahr einer Deportation. Es gibt auch Fälle, in denen die Ursachen von Traumasymptomen schwerer zu verstehen sind. Ein traumatisches Erlebnis kann stattgefunden haben, als jemand noch sehr jung war, oder was geschehen ist, wurde geheim gehalten. Ein Trauma kann weiterhin durch eine Folge kleinerer, fast nicht wahrnehmbarer Verletzungen entstanden sein, die einem Menschen insgesamt eine schwere Last auferlegten.

Unabhängig von der Ursache des Traumas ist wichtig, daß der Traumadefinition zufolge die Person, die es erlebt, nicht über die Ressourcen verfügt, die sie bräuchte, um mit der Situation zum Zeitpunkt des Geschehens fertig zu werden. Ein Trauma verursacht Gefühle der Machtlosigkeit, Hilflosigkeit und Bodenlosigkeit. Es beeinträchtigt ihr Gefühl, daß ihr Körper und Geist real sind, und zerstört ihr Gefühl zu existieren (Winnicott 1990/1990). Bleibt ihr Leid unverarbeitet, kann eine Posttraumatische Belastungsstörung (PTBS) entstehen, verbunden mit intrusiven Symptomen wie Albträumen und Flashbacks, verzerrten Überzeugungen bezüglich des Traumas sowie Hyperarousal und dem Meiden von Menschen oder Orten, die zu dem erlebten Trauma in einer Verbindung stehen. Entsteht ein Trauma infolge chronischer, wiederholter und fortlaufender traumatischer Ereignisse – insbesondere in der Kindheit oder in der frühen Adoleszenz –, kann sich auch eine komplexe PTBS entwickeln (Schwartz 2016/2018), verbunden mit umfassenderen psychischen Schädigungen.

Durch das Erleben eines Traumas sind bei Ihnen möglicherweise Abwehrstrukturen entstanden, die Sie vor Schmerzempfindungen schützen sollen. Schützende Abwehrstrukturen können viele Formen annehmen. Vielleicht bagatellisieren Sie Ihren Schmerz und tun so, als wäre mit Ihnen alles in bester Ordnung, obwohl das nicht der Fall ist. Oder Sie legen sich einen Panzer in Form von Anspannung im Körper zu, wodurch um Ihre verletzlichsten Gefühle eine starke Mauer errichtet wird. Oder Sie schützen sich, indem Sie diejenigen, die sich um Sie kümmern, wenn sie Ihnen zu nahe kommen, von sich stoßen. Sie können weiterhin unzutreffende Überzeugungen wie »Ich bin nicht genug«, »Ich bin wertlos« oder »Ich bin zuviel« hegen. Die Abwehrmechanismen können auch darin bestehen, daß sie sich übertrieben selbstsicher oder, im umgekehrten Fall, von anderen übertrieben abhängig fühlen.

Im Laufe der Zeit kann die Akkumulation dieser schützenden Abwehrstrukturen dazu führen, daß Sie sich depressiv, hoffnungslos, hilflos oder verschlossen fühlen. Sichern Sie sich Unterstützung, damit Sie die Panik, Trauer, Desorientiertheit oder die Taubheitsempfindungen durcharbeiten können, die durch traumatische Ereignisse entstehen können. Ohne adäquate Unterstützung bleiben die belastenden Symptome in der Regel so lange bestehen, bis Sie das Erlebte verarbeiten können. Adäquate Unterstützung beinhaltet oft, daß Sie einen Therapeuten finden, der in der Lage ist, Sie durch belastende Erinnerungen und Emotionen zu geleiten. Es ist wichtig, die Hoffnung zu behalten und sich darüber im klaren zu sein, daß das Erleben eines Verlustes oder eines traumatischen Ereignisses nicht dazu verurteilt, ein Leben in Verzweiflung zu führen. *Sie sind in der Lage, angesichts schwieriger Ereignisse resilient und mutig zu bleiben. Sie können ein sinnvolles und zielorientiertes Leben führen.*

Das erste Kapitel gibt einen Überblick über die Phasen der Heilung, von den ersten Schritten der Entwicklung von Selbstgewahrsein über die transformierende Traumaverarbeitung bis zum Erwachen des eigenen Potentials. Das Eingeständnis, daß Sie das Gefühl haben, auf der Stelle zu treten, ist ein wichtiger erster Schritt auf dem Heilungsweg. Doch die Reise zur Heilung verläuft niemals geradlinig. Sie können einen mäandernden Weg einschlagen, neue Pfade kreieren und um Orientierungspunkte so lange kreisen, bis sie Ihnen vertraut sind. Auch wenn Sie zunächst dem Abschluß Ihrer Reise entgegenstreben mögen, könnten Sie im Laufe der Zeit herausfinden, daß eine Heilungsreise unermeßlich und grenzenlos ist. Trotzdem müssen Sie starten, wo Sie sind. Sie werden jeden Schritt dieser Reise bewältigen, indem Sie auf den gegenwärtigen Augenblick fokussieren, Ihr Gewahrsein auf Ihre Empfindungen richten, Ihr inneres Erleben beobachten und nicht zu atmen vergessen. Dies beherzigend beginnen wir. Sie wurden eingeladen. Sind Sie bereit, zu Ihrer Heldenreise aufzubrechen?

Beginne, wo du bist

In unserer schnelllebigen modernen Welt kann leicht der Autopilot die Führung übernehmen. Während wir »simsen« und über die sogenannten »sozialen Medien« kommunizieren, bewegen wir uns unaufmerksam durch den Tag. Von der Arbeit eilen wir ins Fitneßstudio und essen unterwegs. Im Gegensatz dazu fordert uns der Slogan »Beginne, wo du bist« auf, im gegenwärtigen Augenblick zu leben. Der Buddhismus bezeichnet diese Haltung als *Anfängergeist* – was Offenheit und die Bereitschaft beinhaltet, zu leben, als wäre jeder Augenblick frisch und neu. Einen solchen Zustand können Sie entwickeln, indem Sie sich auf die sensorischen Details Ihrer Umgebung konzentrieren, das Gewahrsein auf den eigenen Körper richten und auf Ihren Atem achten.

»Beginne, wo du bist« kann zu einer täglichen Achtsamkeitsübung werden, die in Ihnen ein Fundament der Präsenz kreiert. Sie können diese Praxis entwickeln, indem Sie auf die permanenten Veränderungen Ihrer Gedanken, Emotionen und Empfindungen achten. Dies ermöglicht Ihnen, Ihre emotionalen und physischen Bedürfnisse zu erkennen und zu registrieren, *während sie auftauchen.* In diesem Augenblick achtsamen Pausierens lernen Sie, neugierig zu verfolgen, was Ihnen im gegenwärtigen Augenblick die besten Dienste leistet. Mit diesem Gewahrsein wird es Ihnen leichter fallen, Ihr Handy zur Seite zu legen, einen Spaziergang zu unternehmen, zu einem Freund in Kontakt zu treten oder sich auch nur ohne jede Ablenkung auf das Essen zu konzentrieren.

Achtsamkeit ist weder eine Religion noch eine Aktivität, zu der Sie sich zwingen müssen. Achtsam zu sein bedeutet nicht, daß man die Erleuchtung anstrebt, und es dient auch nicht der Umsetzung eines bestimmten Plans. Vielmehr zielt

Achtsamkeit darauf, *ohne jedes Urteil* über sich selbst, die eigenen Entscheidungen und die eigenen Interaktionen zu reflektieren. Es beinhaltet, die eigenen Erlebnisse zu beobachten, ohne sie als »gut« oder »schlecht« zu bezeichnen. Achtsamkeit zielt darauf, Dinge *so, wie sie sind*, anzuerkennen. Nähern Sie sich dieser Übung mit Geduld und ohne sich unter Druck zu setzen, daß Sie perfekt sein müssen. Eine nichturteilende Haltung ermöglicht Ihnen, Ihre Stärken und Schwächen gleichermaßen zu akzeptieren – wobei Sie die Tatsache anerkennen, daß Sie unvollkommen und wunderbar menschlich sind.

1 Achtsamkeit im Augenblick

Nehmen Sie sich ein paar Minuten Zeit, um eine Haltung achtsamen Gewahrseins zu entwickeln. Verhalten Sie sich Ihren Erlebnissen gegenüber neugierig und nichturteilend. Welche Gedanken kommen Ihnen in den Sinn? Spüren Sie irgendwelche Emotionen? Welche Empfindungen nehmen Sie jetzt in Ihrem Körper wahr? Wie bewegt sich Ihr Atem? Fühlen Sie sich erfüllt mit Energie oder erschöpft? Falls Ihr Geist umherschweift (was der Geist jedes Menschen zwangsläufig tut), achten Sie darauf, wohin er Sie führt. Werden Sie von Gedanken über Vergangenheit oder Zukunft abgelenkt? Das ist in Ordnung. Lenken Sie Ihre Aufmerksamkeit wenn möglich wieder auf Ihren Atem und Ihre Empfindungen.

Es gibt keine richtige oder falsche Art, auf diese Übung zu reagieren. Es geht dabei um nichts weiter als einen Augenblick. Und kein einzelner Augenblick kann Sie in Ihrer Gesamtheit definieren. Verwenden Sie ein paar Minuten darauf, im folgenden Ihre Beobachtungen zu notieren. Sie können die Übung jeden Tag wiederholen.

Jeder Tag ist eine Gelegenheit, neu zu beginnen,
dort zu starten, wo ich bin.

Resilienz und posttraumatisches Wachsen verstehen

Resilienz wird definiert als die Fähigkeit, sich flexibel an schwierige, nachteilige oder traumatische Ereignisse anzupassen (Luthar 2003). Diese Fähigkeit des »Zurückprallens« von traumatischen Ereignissen ist tief verbunden mit der Möglichkeit, schwierige Erlebnisse durchzuarbeiten, da Wachstum und Weisheit der Dunkelheit entspringen können. Resilienz ist kein Charakterzug, den man hat oder nicht hat; vielmehr handelt es sich um eine Anzahl von Strategien, die man erlernen und benutzen kann (Maddi 2013). Resilienz ist nicht mit Optimismus identisch. Es hat sogar Nachteile, wenn Menschen übertrieben stark auf Positivität und Glück fixiert sind. Manchmal überdeckt das Bemühen, »positiv« zu bleiben, die authentischen Gefühle und weckt Gefühle der Scham wegen eben der Symptome, die eigentlich mitfühlender und fürsorglicher Aufmerksamkeit bedürfen.

Resilienz wurzelt in *realistischem Optimismus*, was bedeutet, daß man eine positive Sicht auf das Leben aufrechterhalten und gleichzeitig die Herausforderungen anerkennen und annehmen sollte, die auf dem Weg mit Sicherheit auftauchen werden. Zuviel an Realismus kann Skepsis oder Negativität erzeugen, was Ihre Träume zerstören und Ihre Fähigkeit, sich vorwärts zu bewegen, behindern kann. Ebenso kann zuviel Optimismus zum Phantasieren oder Idealisieren führen, was Sie gegenüber den in Ihrem Leben tatsächlich vorhandenen Hindernissen blind machen kann. Im Gegensatz dazu ermöglicht Ihnen realistischer Optimismus, Ihre Träume aufrechtzuerhalten und sich gleichzeitig erreichbare Ziele zu setzen. Auf dieser Basis können Sie alle potentiellen Hindernisse besser erkennen, ohne gleich zu erstarren. Eine von Hoffnung geprägte Sicht ist für das Bemühen, von einem Trauma zu genesen, von unschätzbarem Wert, und realistischer Optimismus hilft Ihnen, die erforderlichen Schritte auf dem Pfad zur Heilung zu gehen.

Sie können Ihre Resilienz verbessern, indem Sie Ihre Aufmerksamkeit auf das richten, was Ihr physisches, mentales, emotionales, soziales und spirituelles Wohl fördert (McGonigal 2015). Ihre *physische Resilienz* wird gestärkt, wenn Sie Ihren Körper ausreichend trainieren, sich gesund ernähren und sich über die Wirkung traumatischer Erlebnisse auf den Körper klar werden. Ihre *mentale Resilienz* können Sie stärken, indem Sie sich eine Geisteshaltung zu eigen machen, die anerkennt, daß Sie selbst durch schwierige Situationen wachsen können. Ihre *emotionale Resilienz* können Sie stärken, indem Sie traumatische Erlebnisse in einer Therapie verarbeiten und über Ihre Empfindungen Tagebuch führen. Ihre *soziale Resilienz* wird gestärkt, wenn Sie mit anderen Menschen verbunden bleiben, statt sich zu isolieren. Ihre *spirituelle Resilienz* können Sie stärken, indem Sie ein tieferes Gefühl persönlichen Sinns anstreben. *Am wichtigsten jedoch ist, Ihre Resilienz durch die Überzeugung zu unterstützen, daß Ihre Entscheidungen und Verhaltensweisen das Resultat Ihres Lebens beeinflussen.* Dies vermittelt Ihnen die Zuversicht, daß Sie selbst aktiv daran arbeiten können, in Ihrem Leben Hindernisse zu überwinden.

Resilienz ist ein *Prozeß* und ein *Resultat*. Als *Prozeß* beinhaltet Resilienz die Nutzung von Verhaltensweisen, die Tag für Tag Ihr Wohlbefinden fördern. Beispielsweise können Sie eine Therapie beginnen, lernen zu meditieren, Tagebuch schreiben, täglich die Natur genießen oder sich einer kreativen Tätigkeit widmen. Durch all dies lernen Sie, sich mit unangenehmen Emotionen und Empfindungen zu konfrontieren. Sie erschließen sich eine Möglichkeit zu erkennen, daß das Spüren und Ausdrücken schmerzhafter Emotionen Bestandteil des Pfades der Selbstentdeckung ist. Resilient zu sein bedeutet nicht, daß Sie keine schwierigen Situationen erleben werden. Es bedeutet, daß Sie entwikkeln können, was Sie brauchen, um auf schwierige Situationen effektiv zu reagieren. Sie lernen, überwältigende Erlebnisse in kleinere, verdaulichere Einheiten zu unterteilen, was es Ihnen erleichtert, diese über eine längere Zeitspanne zu verarbeiten. Sie befassen sich mit traumatischen Erlebnissen, ohne von Ihrer Vorgeschichte beherrscht zu werden. Auf diese Weise gelingt es Ihnen, Ihre Perspektive so zu erweitern, daß Sie auf Möglichkeiten statt auf Probleme fokussieren können.

Als *Resultat* beinhaltet Resilienz, daß Sie sich als jemanden erleben, der fähig ist, mit den Herausforderungen des Lebens umzugehen und mit den Entscheidungen fertig zu werden, die Sie getroffen haben und die das Resultat Ihres Lebens prägen. Sie können sich Ihre schwierigsten Erlebnisse anschauen und sagen: »Das ist mir passiert – und jetzt ist es vorüber.« Sich dem eigenen Schmerz zuzuwenden stärkt den Charakter. Es ermöglicht Ihnen, sich darüber klar zu werden, daß Sie stärker sind, als Sie glaubten – wodurch das *posttraumatische Wachsen* (Tedeschi et al. 2018) gefördert wird. Wenn Sie sich stärker fühlen, sehen Sie sich eher in der Lage, Ihre Gaben und Errungenschaften in der Welt fruchtbar zu machen. Wahrscheinlich akzeptieren Sie sich dann auch eher so, wie Sie sind, Sie schätzen das Leben mehr, entwickeln neue Interessen oder Leidenschaften und entdecken eine neue spirituelle Struktur. So wie sich der Phönix aus der Asche erhebt, können auch Sie sich wieder erheben.

2 Über Resilienz reflektieren

Reflektieren Sie ein wenig über Ihre eigene Resilienz und Ihr posttraumatisches Wachsen, und schreiben Sie etwas darüber. Inwieweit fühlen Sie sich schon jetzt in der Lage, mit den Herausforderungen umzugehen, denen Sie in Ihrem Leben begegnet sind? Neigen Sie dazu, sich zu isolieren, oder suchen Sie Kontakt, wenn Sie sich verletzlich fühlen? Fällt es Ihnen schwer, Ihr Leben dauerhaft optimistisch zu betrachten? Halten Sie Ihre Entscheidungen und Handlungen für wichtig? Welche zusätzliche Unterstützung benötigen Sie, um flexibel oder adaptiv auf Herausforderungen reagieren zu können?

Ich kann mich auch in schwierigen Situationen entwickeln.
Ich bin resilient.

Phasen der Heilung

Traumatische Ereignisse werfen oft tiefgründige Fragen auf. Warum sind bestimmte Dinge geschehen? Und warum haben Sie auf Ereignisse auf eine bestimmte Weise reagiert? Vielleicht ist Ihnen rätselhaft, warum Sie immer noch auf etwas reagieren, das vor langer Zeit geschehen ist. Oder Sie fragen sich, ob Sie dem Leben gegenüber offen bleiben können, obwohl Verluste oder Schmerzen Sie mit Sicherheit irgendwann erneut peinigen werden. Sie können Antworten auf diese Fragen finden und sich auf den Weg zur Heilung begeben, indem Sie sich auf eine Traumabehandlung einlassen, die in drei Phasen verläuft (Herman 1992/1993).

In der *ersten Phase* entwickelt man die Ressourcen, die man braucht, um mit schwierigen Emotionen, verstörenden Symptomen und belastenden Erinnerungen fertig zu werden. *Ziel ist in dieser Phase, ein Gefühl der Sicherheit und Stabilität wiederherzustellen.* Sie könnten sich in einem Zustand erhöhter Wachsamkeit gefangen fühlen, unfähig, sich zu entspannen, oder Sie fühlen sich völlig erschöpft. Symptome dieser Art deuten darauf hin, daß Sie Ressourcen benötigen, um sich zu stabilisieren und sich im Hier und Jetzt wieder sicher zu fühlen. Als Ressourcen können andere Menschen und bestimmte Übungen fungieren, die Ihnen helfen, sich zuversichtlich, ruhig, klar, geerdet, kompetent und unterstützt zu fühlen. Sie werden in diesem Buch Übungen finden, die Ihnen helfen, sich zu stabilisieren und sich so auf die Verarbeitung traumatischer Erlebnisse vorzubereiten.

Die *zweite Phase* der Traumabehandlung beinhaltet die Verarbeitung der mit dem Trauma verbundenen Emotionen, Empfindungen, Erinnerungen und Überzeugungen. *Hier geht es darum, die Rolle umzustrukturieren, die das Trauma in Ihrem Leben gespielt hat, und seine emotionale Wirkung zu verringern.* Meist gelingt dies nur mit einer unterstützenden Beziehung zu einem Psychotherapeuten, der für die Arbeit an Traumata ausgebildet ist. Durch die Verarbeitung des traumatischen Ereignisses befreien Sie sich von den damit verbundenen negativen Überzeugungen, Emotionen und somatischen Erscheinungen. Das Durcharbeiten traumatischer Erlebnisse kann sich wie der Aufenthalt in einem Fegefeuer anfühlen, das alle einschränkenden Überzeugungen und schädigenden Verhaltensweisen verbrennt. Daß Menschen sich vor diesem Prozeß fürchten, ist normal. Deshalb werden Ihnen die in diesem Buch beschriebenen Übungen helfen, sich von Ihren Abwehrstrukturen in einem Tempo zu lösen, das diesen Vorgang für Sie erträglich macht. Mit der Zeit werden Sie lernen, darauf zu vertrauen, daß die Auflösung dieser Relikte Ihrer schmerzhaften Vergangenheit Ihnen ermöglicht, Neues zu entwickeln.

Die *dritte Phase* der Genesung von einem Trauma zielt darauf, ein neues Selbstempfinden zu schaffen, das nicht vom Trauma bestimmt wird. *Hier geht es darum, die Verbindung zu anderen Menschen wiederherzustellen und die Beschäftigung mit bedeutsamen Aktivitäten sowie ein lebenswertes Leben zu ermöglichen.* Damit gelangt die traditionelle Traumatherapie zwar zum Abschluß, aber das vorliegende Buch lädt Sie ein, dem transformierenden Pfad weiter zu folgen, indem Sie über Ihre Werte, Leidenschaften und Zielvorstellungen reflektieren. Beispielsweise könnten Sie den Wunsch verspüren, sich in Beziehungen zu öffnen, Ihr gesammeltes Wissen anderen weiterzugeben oder der Gesellschaft in anderer Form etwas zurückzugeben. Hier konvergieren die persönliche Heilung, das Wohl des Gemeinwesens und die Gesundheit des Planeten Erde.

Der Pfad der Heilung verläuft niemals gradlinig. Keine Phase der Genesung von einem Trauma ist besser oder schlechter als eine andere. Bei der Heilung geht es nicht um eine Hierarchie, und es findet keine Hatz zu einer Ziellinie statt. Entwicklungen verlaufen oft ungleichmäßig. Sie können dabei besonders empfindliche Teile entdecken, die eine fürsorgliche Behandlung benötigen, wohingegen resolutere Teile bereit sind, sich weiterzuentwickeln.

3 Den vor uns liegenden Pfad verstehen

Denken Sie über Ihre Beziehung zu den Phasen der Traumaheilung nach. Fühlen Sie sich zur Zeit überfordert oder inmitten einer Krise? Wenn ja, sollten Sie sich Zeit nehmen, um sich Unterstützung zu sichern und Ihre Ressourcen zu verbessern. Vielleicht haben Sie aber auch ein Gefühl der Stabilität entwickelt und sind bereit für die Arbeit an Ihren traumatischen Erinnerungen. Vielleicht sind Sie in der Lage, Ihre Flügel auszubreiten und zu fliegen. Sie können aber auch das Gefühl haben, daß Sie sich gleichzeitig in mehr als einer der drei Phasen befinden. Und auch das ist völlig in Ordnung. Denken Sie ein wenig über Ihre Beziehung zu den drei Phasen der Traumaarbeit nach, und notieren Sie Ihre Eindrücke dazu.

Ich kann Schritt für Schritt zur Heilung gelangen.

Jahreszeiten und Zyklen

Die Jahreszeiten der Natur bieten viele gute Metaphern für den Heilungsprozeß. Jahreszeiten existieren in Ihrer Umgebung und in Ihnen selbst. Auch sie zeigen, daß jede Entwicklungsphase ihren Zeitpunkt hat. Wenn Sie in der Lage sind, diese Rhythmen und Zyklen zu erkennen, können Sie sich besser auf die Aufgaben der Entwicklung und Veränderung konzentrieren.

Den Herbst kann man als Einladung zum Loslassen und Aufgeben des nicht mehr Nützlichen verstehen, so wie Bäume die Blätter der letzten Saison abwerfen. Falls Sie sich in einem persönlichen Herbst befinden, könnten Sie entdekken, daß es an der Zeit ist, sich von Überzeugungen oder Verhaltensweisen zu lösen, die Sie daran hindern zu wachsen. Vielleicht ist es für Sie an der Zeit, sich von Überzeugungen oder Verhaltensweisen zu lösen, die Sie klein bleiben lassen, indem Sie beispielsweise Ihren eigenen Wert anzweifeln oder in ständiger Furcht leben. Solche Überzeugungen mögen Ihnen einmal zu überleben geholfen haben, sie sind aber jetzt nicht mehr nützlich.

Der Winter fordert uns auf, die Dunkelheit anzunehmen und zu uns selbst in Kontakt zu treten. Falls Sie sich in einem persönlichen Winter befinden, haben Sie möglicherweise ein Bedürfnis nach Stille und Ruhe. Wie ein Bär im Winterschlaf möchten Sie dann Ihre Aufmerksamkeit nach innen richten und sich ausruhen. Die Sonne steht in dieser Jahreszeit niedriger am Himmel und wirft längere Schatten. Vielleicht ist dies die richtige Zeit, um über den eigenen Schatten zu reflektieren – über die Anteile von Ihnen, die Sie manchmal leugnen. Vielleicht ist es auch der richtige Zeitpunkt, um sich mit dem durch traumatische Erinnerungen verursachten Schmerz zu beschäftigen. Eine längere Zeit der Dunkelheit kann in Ihnen auch das Vertrauen wecken, daß alles seine Zeit hat und seine Zeit braucht und man die Heilung nicht überstürzen kann.

Der Frühling lädt Sie ein, Neues auszusäen und die winzigen Sprossen willkommen zu heißen. In einem persönlichen Frühling fühlen Sie sich vielleicht bereit, etwas mehr zu wagen. Vielleicht fühlen Sie sich von neuer Energie durchflutet oder von einem Funken der Kreativität erfaßt. Manchmal ruft neues Wachstum Begeisterung oder Angst hervor. Vielleicht entdecken Sie in sich neue Anteile, die dem Licht des Gewahrseins entgegenstreben. Die Intensität dieses Erwachens kann belebend wirken – ein Gefühl der Dringlichkeit hervorrufen, während Sie dem neuen Leben, das sich bereit macht, in Ihnen geboren zu werden, den Weg ebnen.

Der Sommer ermöglicht Ihnen, sich zu voller Blüte zu entfalten. In einem persönlichen Sommer können Sie die Anteile von sich erforschen, die bereit sind, ihr Potential vollständig zum Ausdruck zu bringen. Der Sommer ist eine überschwengliche Zeit. Doch in der heißen Sommersonne wächst alles, Blumen ebenso wie Unkraut. Letzteres ist zwar nicht grundsätzlich schlecht, man will es aber trotzdem nicht unbedingt im Garten haben. Deshalb ist es ratsam, sorgfältig zu wählen, worauf Sie Ihre Energie richten, damit die Gedanken und Handlungen, die Ihr wahres Selbst unterstützen, gedeihen. Lassen Sie das Licht Ihres Gewahrseins auf das fallen, was nach Ihren Wünschen wachsen und gedeihen soll.

Wie lange Sie sich mit jeder Jahreszeit befassen, kann variieren. Manchmal dauert eine persönliche Jahreszeit nur wenige Minuten oder ein paar Tage. Beispielsweise kann es sein, daß Sie sich zeitweise erhoben und erweitert fühlen, nachdem Sie ein vernünftiges Risiko eingegangen sind. Sie können jedoch im Anschluß eine Phase der Kontraktion bemerken, die zu einem weiteren winterlichen Selbstreflexionszyklus führt. In anderen Fällen können Sie mit dem Durcharbeiten einer dominierenden Jahreszeit mehrere Jahre zubringen. Vielleicht entdecken Sie auch, daß Sie sich hinsichtlich Ihres privaten, sozialen und beruflichen Lebens in unterschiedlichen Jahreszeiten befinden. Die Zyklen können sich leicht überlappen, es kann aber auch sein, daß Sie widersprüchliche Bedürfnisse in sich spüren. Am wichtigsten jedoch ist, daß Ihnen die Würdigung der Jahreszeiten helfen kann, den Phasen zu vertrauen, die zur Genesung von einem Trauma führen.

4 Die Jahreszeiten des Wandels

Reflektieren Sie ein wenig über die Jahreszeiten und ihre metaphorische Bedeutung. Gibt es eine Jahreszeit, die Ihr Leben aktuell am besten erfaßt? Erinnern Sie sich an Situationen, in denen in Ihrem Leben andere Jahreszeiten dominierten? Gibt es Jahreszeiten, in denen Sie sich leichter fühlen? Gibt es Jahreszeiten, die Sie als schwieriger oder als unangenehm empfinden? Merken Sie, wenn unterschiedliche Jahreszeiten Ihr Privatleben, Ihre Beziehungen und Ihre berufliche Situation dominieren? Was lernen Sie durch diese Untersuchung über sich selbst? Notieren Sie sich Ihre Antworten auf diese Fragen.

Ich würdige die Jahreszeiten und Zyklen meines Lebens.

Geist und Körper bei der Heilung

Resilienz ist unserer Definition gemäß die Fähigkeit, sich flexibel auf herausfordernde, ungünstige oder traumatische Ereignisse einzustellen. Resilienz beinhaltet nicht nur eine Geisteshaltung oder bestimmte Verhaltensweisen. *Der menschliche Körper verfügt auch über ein angeborenes physiologisches Resilienzsystem: unser Autonomes Nervensystem (ANS).* Von ihm werden Atmung, Herzfrequenz und Körpertemperatur gesteuert. Sie werden sich vorstellen können, daß Ihr ANS seine Funktion erfüllen kann, ohne daß wir bewußt daran denken müssen.

Nach der von Dr. Stephen Porges entwickelten Polyvagal-Theorie (2011/2010) umfaßt das ANS drei Teile in einer hierarchischen Ordnung: das *dorsal-vagale System*, das *Sympathische Nervensystem* und das *ventral-vagale System*. Dr. Porges beschreibt die phylogenetische Entwicklung unseres Nervensystems – daß wir bezüglich unseres Gehirns und unserer Physiologie verschiedene Entwicklungsstufen unterscheiden können. Das *dorsal-vagale System* beispielsweise ist ein primitiverer und evolutionsgeschichtlich älterer Defensivmechanismus, der spiegelt, wie Reptilien auf Bedrohungen reagieren – indem sie erstarren. Das *Sympathische Nervensystem* (SNS) spiegelt, wie Säugetiere auf Furcht reagieren: indem sie davonlaufen oder kämpfen, um sich zu verteidigen. Das *ventral-vagale System* schließlich ist der am spätesten entstandene Teil des Nervensystems. Er wird auch soziales Nervensystem genannt, und er hilft uns, ein Gefühl der Sicherheit in sozialer Verbundenheit zu finden. Der parasympathische Zweig des ANS fördert die Entspannung und hilft uns, zu anderen Menschen in Verbindung zu treten, wenn wir uns sicher fühlen. Die Aktivierung Ihres *Systems für soziale Verbundenheit (social engagement system)* erkennen Sie an einer Wärme in Ihrem Lächeln oder einem Funkeln in Ihren Augen.

Die hierarchische Organisation des von der Polyvagal-Theorie postulierten Systems ist daran zu erkennen, daß in Reaktion auf den wahrgenommenen Sicherheitsgrad der Umgebung nacheinander die drei Zweige des ANS aktiviert werden. Fühlen wir uns in Gefahr, versuchen wir zunächst, mit Hilfe des Systems für soziale Verbundenheit ein Gefühl der Sicherheit und Verbundenheit wiederzuerlangen. Gelingt uns dies nicht, aktivieren wir in der Regel das SNS, das uns auf die Flucht aus der gefährlichen Situation oder auf den Kampf gegen die Gefahr vorbereitet. Empfinden wir die Situation jedoch als überwältigend, weil sie keinen Ausweg zu bieten scheint, tritt der dorsal-vagale Komplex in Aktion, der einen primitiven Ausdruck des Parasympathischen Nervensystems (PNS) aktiviert und einen sogenannten *Shutdown*, eine Erstarrungsreaktion, einleitet.

Unaufgelöster traumatischer Streß stört die Balance im ANS zwischen sympathischen und parasympathischen Funktionen. Traumatisierte können aufgrund dessen in einem chronischen Kampf-oder-Flucht-Zustand gefangen bleiben, der starke Angst, Streß und bisweilen sogar Panik hervorruft. Menschen können aber auch in einen chronischen *Shutdown*-Zustand versetzt werden, der Gefühle der Erschöpfung, Depression, Benebeltheit, Benommenheit oder Übelkeit fördert. Ungleichgewichtszustände dieser Art können die körperliche Gesundheit beeinträchtigen, weil eine permanente Aktivierung des SNS zu Bluthochdruck, Schwankungen des Blutzuckerspiegels, ständigem Verlangen nach salzigen oder süßen Snacks, Fettleibigkeit, Verlangsamung der Verdauung und Immunsuppression führen kann. Wird der dorsal-vagale Komplex längere Zeit aktiviert, können Verdauungsstörungen (Reflux oder Reizdarm), chronische Schmerzen (Migränekopfschmerzen oder Fibromyalgie) und Autoimmunstörungen die Folge sein.

Die in diesem Buch vorgestellten Übungen können Ihnen helfen, die Balance in den genannten Systemen wiederherzustellen. Zwar kann das ANS seine Funktion erfüllen, ohne daß wir bewußt darüber nachzudenken brauchen, doch können wir mit Hilfe bestimmter Werkzeuge unsere Physiologie bewußt beeinflussen. Im gesamten vorliegenden Buch werden Sie eine Vielzahl von Geist-Körper-Therapien kennenlernen, die Ihnen helfen, Ihr Nervensystem zu regulieren und Ihre mentale und physische Gesundheit zu stärken. Allerdings führt in der Regel erst die wiederholte Nutzung dieser Werkzeuge zu Veränderungen.

5 Selbstwahrnehmung von Symptomen

Untersuchen Sie mit Hilfe der folgenden Checklisten für die Selbsteinschätzung mentaler, emotionaler und physiologischer Symptome, wie sich traumatischer Streß in Ihrem Geist und Körper äußert. Die erste Symptomgruppe deutet darauf hin, daß sich Ihr Sympathisches Nervensystem im Defensivmodus verfangen hat.

- Ich merke, daß ich zu ungünstigen Zeiten über das Trauma nachdenke.
- Ich erwarte, daß das Schlimmstmögliche geschehen wird.
- Es fällt mir schwer, mich zu entspannen oder zu schlafen.
- Ich fühle mich oft gereizt oder wütend.
- Ich weine manchmal hemmungslos oder fühle mich völlig überwältigt.
- Ich fühle mich rastlos oder zittrig.
- Ich fühle mich ängstlich oder panisch.
- Ich habe Albträume oder wache entsetzt auf.
- Ich erlebe am Tag »Flashbacks«.
- Ich fühle mich »auf der Hut« oder nehme die Körpersprache oder den Klang der Stimme von Menschen übertrieben aufmerksam wahr.
- Ich leide unter Kurzatmigkeit oder habe das Gefühl, nicht genug Sauerstoff aufnehmen zu können.
- Ich habe das Gefühl, daß mein Herz sehr schnell schlägt, oder empfinde Schmerzen in der Brust.
- Ich schwitze stark.
- Ich habe häufig ein starkes Bedürfnis nach süßen oder salzigen Speisen.
- Es fällt mir schwer, meinen Blutzuckerspiegel zu regulieren.
- Ich leide oft unter Erkältungen.
- Ich knirsche mit den Zähnen oder verkrampfe meinen Kiefer.
- Ich spüre muskuläre Verspannungen in Armen und Beinen.
- Es fällt mir schwer, mich bei der Arbeit oder in der Schule zu konzentrieren.

Die nun folgende zweite Symptomgruppe bezieht sich auf das PNS mit seinem primitiveren dorsal-vagalen Komplex.

- Ich fühle mich oft müde oder lethargisch.
- Ich fühle mich hoffnungslos oder depressiv.
- Ich fühle mich emotional dumpf oder taub.
- Ich fühle mich unzulänglich oder kraftlos.
- Ich schäme mich oder fühle mich wertlos.
- Ich fühle mich benebelt oder benommen.
- Ich fühle mich desorientiert.
- Es fällt mir schwer, mich an Dinge zu erinnern.
- Manchmal fällt es mir schwer zu sprechen.
- Manchmal »gehe ich weg«.
- Ich leide unter Verdauungsstörungen oder Reflux.
- Ich empfinde oft Übelkeit.
- Nach dem Essen habe ich Verdauungsstörungen oder Durchfall.
- Bei mir wurde eine Autoimmunkrankheit diagnostiziert.

Vielleicht fällt Ihnen auf, daß Sie zwischen diesen beiden Arten von Symptomen hin- und herwechseln – daß Sie beispielsweise manchmal überdreht und in anderen Situationen erschöpft sind. Notieren Sie Ihre entsprechenden Erlebnisse. Es geht darum, die Selbstwahrnehmung der Symptome zu verstärken.

Genauere Kenntnis meines Körpers und Geistes ist eine der Grundlagen für meine Heilung.

Die Neurobiologie der persönlichen Transformation

Beginnt man mit der transformierenden Verarbeitung eines Traumas, sollte dies in dem Wissen geschehen, daß Veränderung möglich ist. Über problematische Erinnerungen zu reden erfordert Mut. Vielleicht fragen Sie sich, was das Wiederauflebenlassen der Vergangenheit oder das Reaktivieren schmerzhafter Gefühle bewirken soll. Oder Sie fühlen sich zu Beginn der Konfrontation mit traumatischen Erinnerungen elender als vorher und fragen sich, ob sich die harte Arbeit überhaupt lohnt. Vielleicht können Sie sich nicht vorstellen, daß Sie Ihren Schmerz jemals hinter sich lassen werden. Doch die Neurobiologie der persönlichen Transformation trägt zur Erhellung des Heilungswegs bei.

Untersuchungen haben gezeigt, daß es möglich ist, die neuronalen Schaltkreise des Gehirns zu verändern, weil das Gehirn sich jedesmal verändert, wenn wir etwas Neues erleben (Amen 2015/2010; Doidge 2007/2008). Noch mehr Grund zur Zuversicht gibt die Tatsache, daß Veränderungen im Gehirn im Laufe des ganzen Lebens stattfinden – ein *Neuroplastizität* genannter Vorgang. Wie kann man sich diese ständigen Veränderungen des Gehirns vorstellen? Unsere Erinnerungen werden in neuronalen Netzwerken gespeichert; das sind Gruppen von Neuronen genannten Zellen, die »gemeinsam feuern« (Siegel 1999/2006). Aufgrund der Formbarkeit dieser neuronalen Netzwerke können wir, wenn wir uns an ein traumatisches Erlebnis in einem neuen Kontext erinnern, in dem keine Gefahr besteht, die Art der Speicherung dieser Erinnerung im Gehirn verändern.

Im Idealfall verbinden die neuronalen Netzwerke unserer Erinnerungen verschiedene Gehirnbereiche. Dieser Vorgang wird *Gedächtniskonsolidierung* genannt, und er ermöglicht es, jedes einzelne Ereignis mit Tausenden bereits im Gehirn gespeicherten vorherigen Erlebnissen zu verbinden. Beispielsweise speichert die rechte Gehirnhälfte eher negative Wahrnehmungen und Emotionen, die sich auf die Vergangenheit beziehen, wohingegen die linke auf positive Emotionen spezialisiert ist. Neuronale Netzwerke, die über die linke und rechte Hemisphäre hinweg kommunizieren, können uns helfen, unsere Gefühle in Worte zu fassen und positive und negative Wahrnehmungen aus der Vergangenheit zu integrieren. Hingegen können wir uns traumatische Erinnerungen als geschädigte Enkodierung neuronaler Netzwerke vorstellen. Solche Erinnerungen sind nicht mit positiven Erlebnissen verbunden und können nur beschränkt neue Informationen aufnehmen. Dieser Mangel an Verbundenheit kann unsere emotionale oder kognitive Flexibilität beim Nachdenken über schwierige Erlebnisse beeinträchtigen.

Zur Modifikation dieser maladaptiven neuronalen Netzwerke müssen wir die mit dem Trauma verbundenen belastenden Bilder, Gedanken, Empfindungen und Emotionen mit unseren positiven Ressourcen assoziieren. Dies kann durch Verarbeitung der Erinnerung an ein Trauma mittels EMDR-Therapie geschehen (Shapiro 2018), was Ihnen hilft, die Speicherung der Erinnerung im Gehirn zu verändern. Dauerhafte Veränderung wird möglich, wenn uns ein erlebtes Trauma bewußter wird und es uns gelingt, seine Wirkung auf unseren Körper zu verringern (van der Kolk 2014/2015). Das Durcharbeiten der Erinnerungen an ein Trauma ermöglicht uns, in unserem Körper Freiheit zu empfinden, und es vermittelt uns das Gefühl, die Erzählung über unsere Vergangenheit und Zukunft freier gestalten zu können. Wir werden in diesem Buch die Genesung von Traumata sowohl aus der Perspektive der Neurowissenschaft als auch aus jener der psychologischen Forschung untersuchen. Ich biete eine Einführung in den integrativen, Geist und Körper umfassenden Heilungsansatz an, der in diesem Buch beschrieben wird, und beziehe mich dabei auf die folgenden »6 R«: *Relating* (beziehungsorientiert), *Resourcing* (ressourcenstärkend), *Reprocessing* (verarbeitend), *Repatterning* (Muster umstrukturierend), *Reflecting* (reflektierend) und *Resilience* (Resilienz fördernd). Wir werden uns diese sechs R nun ein wenig genauer anschauen.

- ***Relating*** Eine der tiefreichendsten Arten der Umstrukturierung des Gehirns ist eine Beziehung, in der wir uns umsorgt und verstanden fühlen. Nach Louis Cozolino (2010) ist das Gehirn auf Verbundenheit hin organisiert, es wird durch Verbundenheit gestärkt und kann außerhalb eines relationalen Kontexts nicht völlig verstanden werden. Außerdem hilft uns eine unterstützende therapeutische Beziehung, zu unserem System für soziale Verbundenheit in Kontakt zu treten. Dabei benutzen wir die Ressource einer Beziehung, um zu konstatieren, daß wir in Sicherheit sind und uns im Zustand der Verbundenheit befinden, während wir traumatische Erinnerungen durcharbeiten. Darüber hinaus ermöglichen uns gesunde Beziehungen, die Speicherung frühester Bindungsverletzungen im Gehirn umzustrukturieren.
- ***Resourcing*** In der Anfangsphase der Traumaheilung geht es um die Stärkung der mit positiven Empfindungen, Emotionen und Kognitionen verbundenen neuronalen Netze. Diese Ressourcen können Augenblicke beinhalten, in denen wir andere Menschen lieben, in denen wir uns von anderen geliebt fühlen, in denen wir uns getröstet oder geschützt fühlen, in denen wir uns kompetent oder erfolgreich fühlen oder in denen wir uns an Erlebnisse der

Sicherheit, des Friedens oder der Entspanntheit erinnern. Ressourcen können auch Atmung, Bewegung und verkörperte Zustände umfassen, die uns helfen, uns stark und mächtig zu fühlen. Jeder positive Zustand initiiert die Ausschüttung von Dopamin, Oxytocin, Serotonin und Endorphinen, körpereigenen chemischen Stoffen, die angenehme Empfindungen hervorrufen. Zur Vorbereitung auf die Traumaverarbeitung können Sie durch wiederholtes Üben die neuronalen Netzwerke stärken, die mit positiven Empfindungen, Emotionen und Kognitionen verbunden sind.

- Beim ***Reprocessing*** geht es um den Abruf eines traumatischen Ereignisses aus dem Gedächtnis samt den damit verbundenen Bildern, Überzeugungen, Emotionen und Körperempfindungen. Dadurch werden die mit dem Ereignis verbundenen neuronalen Netzwerke reaktiviert, und es wird möglich, auf regenerierende Erlebnisse zu fokussieren, welche die Integration und Auflösung des traumatischen Ereignisses fördern (Shapiro 2018). Beim Reprozessieren des Traumas haben Sie auch die Möglichkeit, unzutreffende Überzeugungen zu hinterfragen, indem Sie Faktenwissen anführen, das den Überzeugungen widerspricht. Noch wichtiger ist, daß Sie zu neuen Einsichten zu Ihrer Vergangenheit gelangen und neue Möglichkeiten für Ihre Zukunft entdecken können. Sobald die Reprozessierung der Traumaerinnerung abgeschlossen ist, können Sie ihre Repräsentation in Gehirn und Körper verändern.
- ***Repatterning*** Die Traumaheilung erfordert mehr als die Modifikation neuronaler Netzwerke. Ebenso wichtig ist die Auseinandersetzung mit der Wirkung eines traumatischen Erlebnisses auf den Körper. Um ein Trauma auflösen zu können, müssen Sie neue Bewegungsressourcen integrieren, die Ihnen zum Zeitpunkt des traumatischen Erlebnisses noch nicht zur Verfügung standen. Wenn es Ihnen beispielsweise nicht möglich war, aus einer gefährlichen Situation davonzulaufen, verspüren Sie, wenn Sie jetzt an jene Situation denken, möglicherweise den Impuls, Ihre Beine zu bewegen. Die somatische Umstrukturierung ruft manchmal ein Zittern oder Schütteln in Armen und Beinen hervor. Dies zeigt, daß die traumatische Aktivierung aus Ihrem Körper gelöst wird.
- ***Reflecting*** Ein Trauma macht es erforderlich, daß Sie mit der Unsinnigkeit oder überwältigenden Sinnlosigkeit fertig werden, die mit Gewaltakten, Mißbrauchs- und Mißhandlungserlebnissen und sogar mit Naturkatastrophen oft verbunden ist. Es erscheint oft als fast unmöglich, solche Ereignisse zu verstehen, insbesondere wenn Mitmenschen dafür verantwortlich sind. Doch Sie müssen über Ihre einzigartigen Erlebnisse reflektieren und ein

persönliches Sinngefühl entwickeln. Zwar ist die Entwicklung eines Sinngefühls ein sehr persönlicher Prozeß, doch läßt sich dieser am besten zusammen mit einer anderen Person bewältigen. Beispielsweise können Sie sich im Rahmen einer vertrauensvollen und mitfühlenden Beziehung, etwa zu einem Therapeuten, gemeinsam der Suche nach einem Sinn des Geschehens widmen. Je problematischer die Situation, um die es geht, war, um so härter müssen Sie arbeiten, um Ihre innere Kraft, Ihren Mut oder Ihr Gefühl der Hoffnung zu finden. Das Wichtigste ist, daß Sie die Freiheit haben, über den Sinn nachzudenken, den Sie Ihrem Leben geben wollen. Letztlich verhilft Ihnen dies zu der Macht, wählen zu können, wie Sie auf die Lebensumstände reagieren.

- ***Resilience*** Es wurde bereits erläutert, daß das ANS als körpereigenes physiologisches Resilienzsystem fungiert. Sie können die Gesundheit Ihres Gehirns (und die angeborene Fähigkeit zur Resilienz Ihres Nervensystems) mit Hilfe Ihres ventral-vagalen Systems verbessern. Wenn Sie beim Autofahren zu schnell auf die Bremse treten, stoppt Ihr Fahrzeug abrupt. Das gleiche passiert, wenn wir hektisch zwischen SNS und dorsal-vagalem System wechseln. Hingegen ermöglicht Ihnen Ihr ventral-vagales System, Ihr Tempo zu verlangsamen, wenn Sie sich im Shutdown oder im Immobilisierungszustand befinden. Die direkteste Möglichkeit der Aktivierung Ihres ventral-vagalen Systems ist die Atmung. Allerdings können Ihnen auch Geist-Körper-Therapien wie Yoga, Meditation oder Entspannung helfen, gleichzeitig auf Emotionen, Gedanken und Körperempfindungen einzuwirken.

Sie werden im gesamten Buch Praktiken kennenlernen, die auf den 6 R basieren. Mit ihrer Hilfe können Sie sich von der Wirkung traumatischer Ereignisse befreien.

6 Die sechs R der Traumaheilung

Reflektieren Sie ein wenig über diese Erklärung der Neurobiologie persönlicher Transformation. Wurde Ihr Empfinden des vorwärts führenden Pfades gestärkt? In welcher Hinsicht haben Sie mit den sechs R (*Relating*, *Resourcing*, *Reprocessing*, *Repatterning*, *Reflecting* und *Resilience*) schon Erfahrungen gemacht? Wie fühlt es sich im Hinblick auf den Heilungsprozeß an, zu wissen, daß Sie sich in den nächsten Kapiteln mit diesen Schritten befassen werden? Schreiben Sie im folgenden Ihre Gedanken dazu auf.

Wissen befähigt mich, an der Traumaheilung aktiv mitzuwirken.

Heilung in Beziehungen

Das Gefühl der Verbundenheit steht im Zentrum jedes Kontakts zwischen Menschen. Wir alle haben das Bedürfnis, gesehen und verstanden zu werden. Wir alle möchten dazugehören und uns im Kontext liebevoller und nährender Beziehungen erleben. Wenn Sie in Ihrer Kindheit Vernachlässigung oder Mißhandlungen erlitten haben, kann das Ihr Vertrauen zu anderen Menschen beeinträchtigen und Ihre Fähigkeit, im Erwachsenenalter gesunde Beziehungen aufzubauen, behindern, denn wir alle neigen dazu, unsere Beziehungen nach dem Muster zu gestalten, das wir bereits kennen. Wenn wir beispielsweise erwarten, zurückgewiesen zu werden, wählen wir Partner, die andere Menschen zurückweisen; oder wir bringen andere durch unser eigenes Verhalten dazu, uns zurückzuweisen. Mit Hilfe entsprechender Erlebnisse verstärken wir dann unsere uns selbst betreffenden zentralen Überzeugungen.

Vergessen Sie nie, daß wir Gehirn und Körper außerhalb des Kontexts von Beziehungen nicht völlig verstehen können (Cozolino 2010). Unser Selbstempfinden entwickelt sich in der frühen Kindheit, also zu einem Zeitpunkt, zu dem wir davon abhängig sind, daß andere uns helfen, uns sicher, verbunden und ruhig zu fühlen. Im Idealfall verhalten sich Eltern und andere wichtige Bezugspersonen uns gegenüber fürsorglich und sind gut auf uns eingestimmt, und wir können aufgrund dessen eine sichere Bindung entwickeln. Der Begriff »Bindung« bezieht sich auf die emotionale Sicherheit, die in der Beziehung zwischen einem Elternteil und einem Säugling entsteht und das Fundament für unser Selbstwertgefühl schafft. Eine sichere Bindung setzt voraus, daß sich Bezugspersonen voraussehbar und verläßlich verhalten, daß sie eine Atmosphäre der Sicherheit kreieren und daß sie in der Lage sind, sensibel auf die Bedürfnisse eines kleinen Kindes einzugehen. Natürlich brauchen Eltern nicht perfekt zu sein; es reicht, daß sie »hinreichend gut« sind (Winnicott 1990/1990).

Aber wie verhält es sich, wenn Sie nicht in einer »hinreichend guten« Situation aufgewachsen sind? Was, wenn Ihre Betreuung unzuverlässig war? Und was, wenn Sie schädlichen Streß, Mißhandlungen oder Vernachlässigung erlebt haben? Wie hat es sich ausgewirkt, daß Ihre Mutter oder Ihr Vater wütend wurden, statt Sie zu trösten, wenn Sie als kleines Kind Angst hatten? All diese Situationen können zu vielfältigen Bindungsverletzungen führen und die Entstehung eines ängstlichen, vermeidenden oder desorganisierten Bindungsstils zur Folge haben. Beispielsweise kann ein Kind, dessen Vater oder Mutter unberechenbar oder unzuverlässig war oder sich intrusiv verhielt, einen *ängstlichen Bindungs-*

stil entwickeln. Als Erwachsene leiden solche Kinder oft unter der Angst, verlassen zu werden, oder dem Gefühl, sich auf Beziehungen grundsätzlich nicht verlassen zu können. Hingegen entwickeln Kinder, die mit einem distanzierten oder zurückweisenden Elternteil aufgewachsen sind, oft einen *vermeidenden Bindungsstil*. Sie kompensieren dies als Erwachsene häufig, indem sie sich übertrieben selbstsicher geben, sich vom Kontakt mit anderen Menschen zurückziehen und Nähe meiden. Und schließlich entwickeln Kinder, die von einem Elternteil bedroht und mißhandelt wurden und die in einer generell chaotischen Situation aufgewachsen sind, einen *desorganisierten Bindungsstil*. Ein Kind, das in einem Haushalt aufwächst, in dem Mißhandlungen Normalität sind, befindet sich in einem schwerwiegenden Dilemma, weil es biologisch bedingt Nähe sucht, obwohl es von dem Elternteil, bei dem es Nähe sucht, in Angst und Schrecken versetzt wird. Als Erwachsene wiederholen solche Menschen wahrscheinlich die Dynamiken, die sie in ihrer Kindheit erlebt haben. Sie wählen dann oft Partner, die zu Mißhandlungen neigen, oder entwickeln selbst die Neigung, ihre Partner zu mißhandeln, weil ihnen diese Art von Verhalten vertraut ist. Die beschriebenen Muster einer unsicheren Bindung tragen zur Entstehung dauerhaften emotionalen und physiologischen Leidens bei, welche die Fähigkeit der Betroffenen zu Nähe, elterlicher Fürsorge und zum Aufbau tiefreichender Beziehungen beeinträchtigen.

Bei Bestehen von Bindungsverletzungen kann eine Psychotherapie die Heilung und die Fähigkeit zum Aufbau gesunder Beziehungen fördern. Beschränkt sich eine solche Therapie jedoch auf das Reden und die Entwicklung bestimmter Fertigkeiten, kann sich das als unzureichend erweisen, weil sich diese Vorgehensweise nicht immer auf relationale Probleme anwenden läßt. Im Gegensatz dazu müssen Sie, wenn es um die Heilung früher entwicklungsbezogener Traumata geht, auf den relationalen Austausch mit dem Therapeuten achten. Suchen Sie sich einen Therapeuten, bei dem Sie sich sicher fühlen. In einer vertrauensvollen Beziehung können Sie Ihre Ängste mitteilen, Fehler machen, sich verletzlich zeigen und, was am wichtigsten ist, erleben, daß Sie nicht zurückgewiesen oder geschädigt werden.

Natürlich machen selbst kompetente Therapeuten gelegentlich Fehler. Vielleicht frustrieren sie unabsichtlich Ihre subtile Sehnsucht nach Verbundenheit und verstärken so Ihr generelles Gefühl, zurückgewiesen zu werden. Außer im Rahmen eines relationalen Ansatzes werden solche Brüche jedoch in einer Therapie nicht angemessen thematisiert oder gar geheilt, was Gefühle der Verwirrung erzeugen und im Laufe der Zeit den Glauben an die Wirksamkeit der

Therapie unterminieren kann. Im Idealfall bietet der Therapeut, den Sie wählen, ein verläßliches Engagement für den Heilungsprozeß und spornt auch Sie dazu an, auf daß es Ihnen schließlich gemeinsam gelingt, die Verbindung wiederherzustellen. Das Ertragen von Streß und Unverbundenheit tonisiert Ihr Nervensystem und hilft Ihnen, hinsichtlich Ihrer Beziehungen außerhalb der Therapie neue Erwartungen zu entwickeln.

Die Heilung von Bindungsverletzungen erfordert auch einen aufmerksamen Umgang mit dem Körper. In diesem Zusammenhang entwickeln Sie die Fähigkeit, Veränderungen hinsichtlich vielfältiger sensorischer Erlebnisse von Augenblick zu Augenblick zu registrieren, beispielsweise Empfindungen der Angespanntheit sowie Veränderungen der Körpertemperatur und des Energieniveaus. So könnte Ihnen auffallen, daß sich ein Druck in Ihrer Brust aufbaut oder daß in Ihrer Kehle ein Gefühl der Enge entsteht, wenn Sie über Kindheitsereignisse sprechen. Statt solche Signale zu ignorieren, können Sie lernen, den Vorgang zu verlangsamen und aufmerksam zu verfolgen.

Frühe Bindungswunden zu heilen braucht Zeit. Es ist nicht leicht, den Schmerz des Verlusts, der Zurückweisung oder des Verlassenwerdens zu spüren. Außerdem empfinden Menschen, die mit solchen Erlebnissen fertig zu werden versuchen, häufig Scham. Dennoch ist es möglich, solche Verletzungen zu heilen, ganz gleich, ob sie durch ein einmaliges traumatisches Ereignis oder durch komplexe Verletzungen entstanden sind, die auf anhaltendem Mißbrauch, Mißhandlungen oder Vernachlässigung beruhen. Bei uns allen gibt es Verletzungen, die aus frühen Beziehungen stammen, und auch Bindungen sind bei uns allen mehr oder weniger unvollkommen. Deshalb müssen wir alle an der Heilung schmerzhafter Bindungsverletzungen arbeiten. Vergessen Sie nie, daß Sie mit Ihrem Schmerz nicht allein sind.

7 Therapie und die heilende Beziehung

Falls Sie sich schon in einer Psychotherapie befinden, wissen Sie wahrscheinlich, wie wichtig Ihr Therapeut für die Heilung eines Traumas ist. Wenn Sie nicht mit einem Therapeuten arbeiten, können Sie sich diese Person als Verbündeten und Begleiter auf Ihrer Heldenreise vorstellen. Falls Ihnen der Glaube an die Wirksamkeit einer Therapie verloren gegangen ist oder Sie noch nie eine Therapie erlebt haben, fragen Sie sich vielleicht, wie Sie einen für Ihre Situation geeigneten Therapeuten finden können. Wenn Sie jemanden suchen, der auf die Heilung von Traumata spezialisiert ist, könnten Sie nach jemandem mit einer Ausbildung in EMDR oder in somatischer Psychologie Ausschau halten, der Ihnen hilft, an mit Ihren traumatischen Erlebnissen zusammenhängenden körperlichen Empfindungen zu arbeiten. Vielleicht finden Sie auch jemanden, der mehrere therapeutische Methoden miteinander verbindet.

Wenn Sie einen Therapeuten suchen, sollten Sie die Möglichkeit nutzen, Vorgespräche mit mehreren Kandidaten zu führen, und jemanden wählen, bei dem Sie das Gefühl haben, Sie selbst sein zu können. Am wichtigsten jedoch ist, daß Sie bei der Begegnung mit einem Therapeuten Ihrer Intuition vertrauen. Weil Sie den Betreffenden noch nicht gut kennen und es normal ist, sich in solchen Situationen nervös zu fühlen, sollten Sie sich darüber klar werden, ob Sie sich in Gegenwart dieses Menschen sicher fühlen. Was empfinden Sie in Ihrem Körper? Erzeugt die Art des Betreffenden, Fürsorge zum Ausdruck zu bringen, in Ihnen eine Resonanz?

Machen Sie sich hinsichtlich früherer und aktueller Erlebnisse in Ihrer Therapie Notizen. Was hat Ihnen geholfen? Was nicht? Falls Sie noch nie mit einem Therapeuten gearbeitet haben, sollten Sie ein wenig Zeit darüber nachdenken, wie Sie sich die Therapie vorstellen, die Sie sich zur Unterstützung auf Ihrer Reise zur Heilung wünschen.

___

___

Ich kann die therapeutische Unterstützung finden, die sich für mich eignet.

Ein transformierender Pfad

Die transformierende Arbeit der Traumaheilung erfordert, daß Sie Veränderung akzeptieren – daß Sie es ertragen, im Raum zwischen der Person, die Sie in der Vergangenheit waren, und der Person, die Sie werden, in einem Schwebezustand zu leben. Die Transformation kann sich zunächst eher wie ein Zusammenbruch als wie ein Durchbruch anfühlen. Dieser Prozeß kann ungewiß und unklar sein und beunruhigend wirken. Im übrigen ist es normal, sich zu fürchten, wenn wir spüren, daß eine Veränderung bevorsteht, denn wir sehen dann nicht, was uns hinter der nächsten Wegbiegung erwartet. Doch Räume des Übergangs enthalten auch eine Fülle von Potential. Sie mögen sich fühlen, als zöge das Leben Sie rückwärts, können sich aber auch vorstellen, daß das Leben Sie, so wie der Pfeil durch das Spannen des Bogens zurückgezogen wird, für den Flug in die Zukunft bereit macht. Könnte das beängstigende Gefühl Sie auf eine Erneuerung Ihrer selbst und Ihres Lebens vorbereiten?

Es ist normal, daß Menschen während eines Transformationsprozesses ein Gemisch aus Beklommenheit und freudiger Erregung verspüren. Wie die Raupe, die sich in einen Schmetterling verwandelt, müssen auch Sie sich von alten Formen lösen und sich in das Unbekannte vorwagen, um sich zu erneuern. Während Ihres Aufenthalts im Kokon können Sie erkennen, daß Sie in einem Raum zwischen Ihrer Vergangenheit und der Person, die Sie in Zukunft sein werden, leben. Eine solche unbestimmte Realität kann verunsichernd wirken; aber mit der Zeit werden Ihnen das Loslassen und das Annehmen der im Leben unvermeidlichen Veränderungen vertrauter werden.

Diese Transformation mag eine Weile dauern, aber Genesung ist möglich. Wie in einem Garten müssen Sie zunächst die Erde bearbeiten, damit der Boden die Entwicklung der Saat unterstützen kann. Erhalten die Samen genügend Licht, Wasser und Nährstoffe, können sie wachsen und gedeihen. Ähnlich können auch Sie sich auf die transformierende Reise vorbereiten, indem Sie über Ihre aktuellen Beziehungen nachdenken, über die Arten von Unterstützung, die Sie im Leben erhalten können, und darüber, wie sehr Sie sich verstanden fühlen. Manchmal müssen Sie in Ihrem Umfeld Dinge verändern, beispielsweise indem Sie sich mit Menschen umgeben, die Sie in Ihren Bemühungen unterstützen, das Bestmögliche aus sich zu machen. Oder Sie müssen Ihren Umgang mit Ihrem Körper verändern, indem Sie Ihre Ernährung umstellen und sich neue Arten zu trainieren oder zu schlafen aneignen. Auf diese Weise lernen Sie, auf Ihrem Weg zur Heilung eine aktive Rolle zu spielen, indem Sie Ihre Toleranz einem gewissen, geringen Maß an Unbehagen und Wandel gegenüber verstärken. Die Achtsamkeitsübungen, die Sie in diesem Buch kennenlernen werden, helfen Ihnen, sich darüber klar zu werden, daß schwierige Erlebnisse keine Reaktionen unsererseits erforderlich machen. Sie werden dadurch zum Zeugen Ihrer mentalen und emotionalen Reaktionen und stellen eine Verbindung zu Ihrer inneren Quelle der Weisheit her. Diese Veränderungen lohnen die Mühe, und auch Sie sind die Mühe wert.

8 Zum Wandel in Beziehung treten

Reflektieren Sie ein wenig über Ihre Beziehung zum Konzept des Wandels. Gibt es Veränderungen, die Sie vornehmen möchten? Sind Ihnen Gründe bewußt, sich vor Veränderungen zu fürchten? Welche Art von Unterstützung oder welche Ressourcen würden Ihnen vermutlich helfen, sich so sicher zu fühlen, daß Sie Veränderungen begrüßen würden? Was hilft Ihnen, dem Unbekannten mit Vertrauen zu begegnen?

Wenn ich Unterstützung erhalte,
kann ich mich auf das Unbekannte einlassen.

Wahrheit oder Konsequenzen

In New Mexico gibt es eine kleine Stadt mit Namen *Truth or Consequences*. Sie ist bekannt wegen ihres ungewöhnlichen Namens und wegen der heißen Heilquellen, um die herum sie erbaut wurde. Jede Fahrt durch diese Stadt erinnert mich an die Konsequenzen, die Täuschungen und Irreführungen für uns haben können. Leider wurden viele unter uns bezüglich der Traumaheilung irregeführt. Die falschen Vorstellungen und Mythen zu dieser Thematik erzeugen Verwirrung und können die Heilung behindern. Durch die Konfrontation mit solchen Heilungsmythen können wir Affirmationen entwickeln, die uns auf dem Weg zur Heilung unterstützen.

Einer dieser Mythen lautet, daß die Zeit alle Wunden heilt. Die Vorstellung, daß es einfach nur Zeit braucht, bis etwas geheilt ist, beinhaltet ein schwerwiegendes Mißverständnis dessen, was wir brauchen, um von einem Trauma genesen zu können. Die Zeit kann zwar die Intensität des Schmerzes verringern, doch wir müssen in unserem Heilungsprozeß eine *aktive* Rolle spielen, um von einem Trauma genesen zu können. Dies kann erfordern, daß Sie einen sicheren Raum schaffen, in dem Sie über schwierige Erlebnisse reden, damit verbundene Emotionen erleben und sich Ihrem Schmerz zuwenden können, statt ihn wie bisher zu meiden. Sie können nicht einfach die Zeit vergehen lassen und erwarten, daß die Heilung irgendwann von selbst eintritt.

Ein zweiter Mythos ist die Vorstellung, man müsse sich aggressiv mit den belastendsten Anteilen traumatischer Ereignisse konfrontieren, indem man sie sich in allen Einzelheiten vergegenwärtige. Expositionstechniken sind für einige Menschen zu direkt und können zu einer Retraumatisierung führen. Ein ausgewogener Heilungsansatz beinhaltet die Zusammenstellung ausreichender Ressourcen, die Ihnen helfen, adäquat auf die belastenden Emotionen und Empfindungen einzugehen, die zutage treten, wenn Sie sich traumatische Erinnerungen vergegenwärtigen. Sie müssen sich in Gegenwart Ihres Therapeuten sicher fühlen, weil Sie nur dann mit ihm zusammen daran arbeiten können, Ihre aktuelle soziale Situation zu verstehen, was die Existenz von Unterstützungssystemen oder neueren Stressoren einschließt. Dies wird Ihnen helfen, ein förderliches Tempo für Ihre Heilungsreise zu finden. Am wichtigsten jedoch ist, daß Sie die Vergangenheit heilen können, ohne dadurch überwältigt zu werden.

Ein dritter Mythos ist die Ansicht, daß Sie »allmählich darüber hinweggekommen sein sollten.« Wenn Sie nach einem traumatischen Ereignis kämpfen oder sich nicht rasch davon erholen, können Sie das Gefühl entwickeln, daß mit

Ihnen etwas nicht in Ordnung ist. Nach einem traumatischen Erlebnis sind die meisten Menschen schockiert oder verängstigt. Das ist eine normale menschliche Reaktion. Wenn Sie in solch einer Situation leiden, ist das kein Zeichen dafür, daß Sie etwas falsch machen. Über Ihren Verlust zu reden kann unangenehme Gefühle zutage fördern, es bedeutet aber nicht, daß Sie Ihren Schmerz dadurch perpetuieren. Für die Heilung ist es sogar wichtig, unangenehme Gefühle auszuhalten, sofern man über die dazu erforderlichen Ressourcen verfügt. Vergessen Sie nie, daß allein Sie das Tempo Ihrer Heilungsreise bestimmen und daß Sie Ihre Ressourcen auf eine Weise einsetzen können, die Ihre Fähigkeit, effektiv auf Ihre verletzlichen Emotionen zu reagieren, steigert. Es gibt keine verbindliche Zeitspanne, in der die Heilung traumatischer Ereignisse abgeschlossen sein muß. Die aktive Arbeit an Ihrem Heilungsprozeß wird Ihnen mit Sicherheit letztlich helfen zu genesen.

9 Heilungsmythen erkennen und ersetzen

Schauen Sie sich die soeben vorgestellten Heilungsmythen noch einmal an. Notieren Sie im folgenden etwas über diejenigen unter diesen Mythen, die bei Ihnen etwas anklingen lassen, oder beschreiben Sie andere, im vorigen Abschnitt nicht aufgeführte Mythen, die Ihre Heilungsfähigkeit beeinträchtigen. Reflektieren Sie darüber, wie die folgenden positiven Äußerungen Ihre Reise zur Heilung unterstützen: »Ich wirke aktiv an meiner Heilung mit.« – »Ich vertraue auf mein eigenes Tempo und meine Wahl des richtigen Zeitpunkts.« – »Gefühle zu haben ist ein Zeichen von Stärke.« Sie können auch eigene positive Aussagen formulieren. Wie fühlt es sich an, sich von unrealistischen Erwartungen, die Sie selbst betreffen, zu lösen und Mythen durch neue, positive Botschaften zu ersetzen, die Sie auf Ihrer Heilungsreise unterstützen?

Ich nehme positive Botschaften an, die meine Heilungsreise unterstützen.

Ihre Heldenreise

Der amerikanische Mythologe Joseph Campbell (2008/2011) beschreibt den Weg der persönlichen Transformation als Heldenreise. Der Held muß sich in die Dunkelheit vorwagen, sich Herausforderungen stellen, den Drachen töten, den Schatz finden und geht gestärkt aus diesen Abenteuern hervor. Übertragen wir dies auf die Genesung von einem Trauma, können wir schließen, daß problematische Erlebnisse als Ruf, die Heldenreise anzutreten, zu verstehen sind. Man kann sich dabei fühlen, als sei man in einen Abgrund geworfen worden. Die Drachen, die Sie töten müssen, sind innere Dämonen, die Sie wegen schmerzhafter Erinnerungen begleiten. Sie treten in die Dunkelheit ein, um Ihre inneren Schätze zu finden, beispielsweise innere Kraft, Weisheit und Hoffnung. Sie gehen mit einem verstärkten Sinn- und Zweckempfinden daraus hervor und können der Welt diese Gaben darbieten.

Campbell bezeichnete die Heldenreise als »Monomythos«, eine Art Blaupause für viele unserer Märchen, Bücher und Filme. Der Monomythos ist ein Zyklus, der mit einer Phase der Freiheit und Unschuld beginnt. Dieser Zeit des Behagens folgt eine Krise, die den Helden ins Exil treibt. Um mit dieser Herausforderung fertig zu werden, muß er sich Ressourcen verschaffen, die er braucht, um sich mit seinen Ängsten und seinen inneren Dämonen auseinandersetzen zu können. Schließlich rettet er die Prinzessin, findet den Schatz und kehrt mit neuen Gaben und Heilungsfähigkeiten in die Gemeinschaft zurück. Durch seine Reise transformiert, wird der Held zu einem reifen Erwachsenen, der in einer Welt, die ihn schädigen kann, komplexe Gefühle und Ideen entwickelt. Schließlich kehrt er zu seinem Ausgangspunkt zurück und kann dann zum Herrscher, Heiler oder Begleiter anderer werden.

Vielleicht können Sie in Ihrem eigenen Leben eine Beziehung zu dieser Reise herstellen. Vielleicht sind Sie durch ein schockierendes traumatisches Ereignis in eine Krise geraten, oder Sie haben das Ende einer Beziehung erlebt oder sind einer belastenden körperlichen Krankheit zum Opfer gefallen. Oder Ihre Reise ist durch das Erleben von Mißbrauch, Mißhandlungen oder Vernachlässigung in der Kindheit initiiert worden. Die Heldenreise kann Ihre Genesung von einem Trauma einleiten, indem sie Sie dazu bringt, Ihren Schmerz in eine Quelle der Weisheit zu verwandeln.

Vielleicht gibt es Dinge, die Sie nicht gern wahr haben oder spüren wollen. Das kann zur Folge haben, daß Sie den Aufruf zum Antritt der Heldenreise gern ignorieren würden. Daß wir den Blick in die Dunkelheit vermeiden wollen, ist normal. Es befindet sich im Einklang mit dem menschlichen Instinkt, sich von Schmerz zu entfernen. Doch ein wichtiger Schritt auf dem Weg zur Heilung von einem Trauma besteht darin, zu den verborgenen oder unbewußten Teilen von uns (zu unserem »Schatten«) in Kontakt zu treten (Jung 1976). Auch wenn Sie am liebsten davonlaufen wollen, sollten Sie erforschen, welche Ressourcen Ihnen helfen, dem Unbehagen entgegenzutreten. Psychotherapie, Unterstützungsgruppen, Tagebuchschreiben, Zeit in der Natur und achtsamkeitsbasierte Embodiment-Praktiken können Ihnen helfen, dem Unbehagen in einem für Sie passenden Tempo entgegenzutreten.

Sie werden in diesem Buch immer wieder Übungen finden, die Ihnen helfen, eine Heldenreise zu vollenden. Sie werden lernen, langsam vorzugehen und sich vorsichtig mit Ihren Ängsten zu konfrontieren. Andererseits werden Sie auch dazu angehalten werden, auf Ihre Fähigkeit zu vertrauen, die Dunkelheit zu durchschreiten und zum Licht zurückzukehren. Wenn es Ihnen gelingt, die Heldenreise zu vollenden, werden Sie entdecken, daß Sie stärker sind, als Ihnen bisher klar war. Sie werden sich dann geerdeter, realer und vollständiger fühlen, weil es bei der Transformation in Wahrheit darum geht herauszufinden, wer Sie wirklich sind. In späteren Phasen Ihrer Heldenreise könnten Sie eine untrennbare Beziehung zwischen Ihrem persönlichen Glück und dem Wohl anderer entdecken. Möglicherweise werden Sie den Wunsch verspüren, in die Welt zurückzukehren und Ihre einzigartigen Gaben anderen und der Welt darzubieten.

10 Den Ruf hören

Jeder von uns wird irgendwann in seinem Leben zumindest einmal mit einem größeren Verlust oder einem traumatischen Ereignis konfrontiert. Dabei kann es sich um einen persönlichen Verlust oder eine kollektive Verletzung im Gemeinwesen, in dem Sie leben, handeln. Die Empfindungen des Schocks und der Verwirrung, die nach traumatischen Ereignissen oft auftreten, beeinträchtigen in der Regel Ihre Orientierung auf die Welt hin, so wie Sie sie bisher kannten. Oft ist es unmöglich, nach solchen Erlebnissen zur gewohnten Lebensweise zurückzukehren. Sie finden sich in einen Prozeß der Selbstentdeckung hineingeworfen und sehen sich mit der Notwendigkeit konfrontiert, Ihr Leben neu zu definieren.

In welcher Hinsicht waren Ereignisse in Ihrem Leben Einladungen zum Antritt der Heldenreise? Inwieweit haben Sie sich auf diese innere transformierende Reise bereits eingelassen? Vielleicht haben Sie im Gegenteil schon den Wunsch verspürt, den Aufruf zum Antritt der Heldenreise zu ignorieren. Vielleicht haben Sie die Konfrontation mit dem Schmerz traumatischer Erlebnisse vermieden oder wurden von Angst überwältigt, ohne über Ressourcen zu verfügen, die Ihnen bei der Suche nach dem Weg vorwärts hätten helfen können. Falls das bei Ihnen so war, welche Unterstützung brauchen Sie dann, um die Einladung annehmen zu können? Was hilft Ihnen zu erkennen, daß Sie der Herausforderung gewachsen sind?

Ich bin die Heldin/der Held der Geschichte meines eigenen Lebens. Wenn ich die erforderliche Unterstützung erhalte, kann ich die Hindernisse in meinem Leben überwinden.

Rückblick auf das Kapitel

Nehmen Sie sich am Ende dieses Kapitels ein wenig Zeit, um über Ihre ersten Schritte auf dem transformierenden Pfad zu Resilienz und posttraumatischem Wachsen nachzudenken. Die Praktiken, die bisher beschrieben wurden, haben Ihnen einen Überblick darüber verschafft, was Sie auf Ihrem Weg zur Heilung erwartet. Sie wurden aufgefordert, mit einer Haltung der Achtsamkeit dort zu beginnen, wo Sie im Moment sind. Sie haben die Überzeugungen und Verhaltensweisen kennengelernt, die mit Resilienz und posttraumatischem Wachsen verbunden sind. Angesichts der Erkenntnis, daß die Heilung in mehreren Phasen vonstatten geht, haben Sie sich mit Aspekten persönlicher Transformation aus neurobiologischer Sicht befaßt. Sie hatten Gelegenheit, Heilungsmythen zu hinterfragen und neue affirmative Überzeugungen zu identifizieren. Am wichtigsten jedoch ist, daß Sie die Einladung zum Antritt Ihrer Heldenreise erhalten haben.

Rückblick und Reflexion

Bevor wir uns Kapitel 2 zuwenden, sollten Sie sich Ihre Aufzeichnungen zu den in diesem Kapitel vorgestellten Selbstreflexionsübungen noch einmal anschauen. Was haben Sie bisher über sich gelernt?

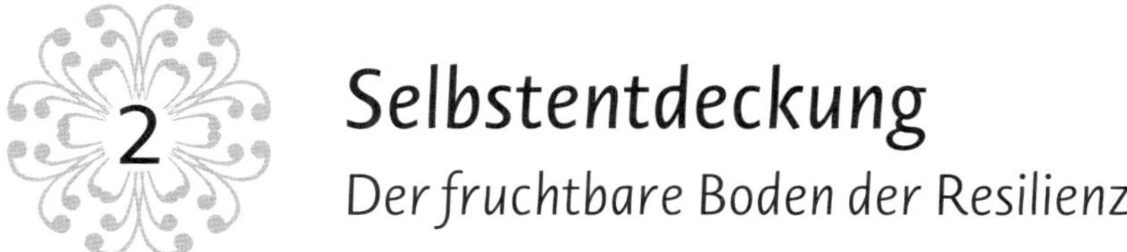

2 Selbstentdeckung

Der fruchtbare Boden der Resilienz

Problematische Ereignisse können die Fundamente unseres Lebens zertrümmern. Doch auch wenn Sie das Gefühl haben, zerbrochen zu sein, kann Ihnen der Heilungsprozeß helfen, mit klarerem und stärkerem Selbstempfinden aus solch einer Situation hervorzugehen. Im zweiten Kapitel geht es darum, Ihnen zu helfen, sich Ressourcen zu sichern, die Ihre Entwicklung unterstützen und Sie auf die transformierende Arbeit der Traumaheilung in Kapitel 3 vorzubereiten. Um einen Garten gut zu pflegen, müssen Sie zunächst den Boden bearbeiten – indem Sie ihm im richtigen Verhältnis mit Nährstoffen, Sonne und Wasser versorgen und so optimale Voraussetzungen für den Pflanzenwuchs schaffen. Auf diesem fruchtbaren Boden säen Sie dann die Samen Ihrer persönlichen Transformation. Eine Eichel enthält das Potential für die Entwicklung einer Eiche. Das mögen Sie zwar zum betreffenden Zeitpunkt kaum glauben, aber ich möchte Sie ermutigen, darauf zu vertrauen, daß Sie schon jetzt über das Potential verfügen, das Ihnen ermöglicht, vollständig zu erblühen.

Finden Sie sich zurecht!

Eine der schmerzhaften Nachwirkungen von Traumata und Verlusten ist, daß man das Gefühl entwickelt, Kontrolle und Orientierung verloren zu haben. Um sich wieder zurechtzufinden, müssen Sie sich nach innen orientieren. Schauen Sie sich zu diesem Zweck um, und werfen einen ehrlichen Blick auf Ihr Leben, was Ihre Vergangenheit, Ihre Gegenwart und den Ort, an dem Sie sich in Zukunft sehen, einschließt. Sobald Sie wissen, woher Sie kommen und wo Sie zur Zeit sind, wird es Ihnen leichter fallen, sich auf Ihre Zukunft hin zu orientieren. Sie entwickeln ein realistisches Selbstverständnis, wenn Sie Ihre speziellen

Erlebnisse, Ihre aktuelle Verletzlichkeit und Ihre bestehenden Stärken berücksichtigen.

Um sich zurechtzufinden, müssen Sie darüber nachdenken, wie Sie aufgewachsen sind. Dazu müssen Sie sich mit Themen befassen, die Ihre Kindheit und Ihre Ursprungsfamilie betreffen. Sie können beispielsweise über die Qualität Ihrer Beziehungen zu Ihren Eltern, Geschwistern und anderen Menschen nachdenken, die in Ihrem Leben wichtige Rollen gespielt haben. Vielleicht sind Sie mit großen Herausforderungen, Krankheiten oder Verlusten konfrontiert worden, hatten aber eine Familie, die Sie unterstützte und für Sie sorgte. Oder Sie hatten eine schwierige Kindheit und mußten viele Jahre lang ohne jede Unterstützung mit beängstigenden Erlebnissen fertig werden. Zurückzuschauen kann auch beinhalten, über wichtige Ereignisse zu reflektieren, die Ihre Eltern oder vorherige Generationen Ihrer Familie erlebt haben, und sich darüber klar zu werden, wie sich diese Ereignisse auf Ihr Leben ausgewirkt haben. Das Gewahrsein Ihrer Vergangenheit hilft Ihnen, Ihre Reise zur Heilung zu differenzieren und wichtige Prioritäten zu setzen.

Sich mit der eigenen Vergangenheit zu beschäftigen bedeutet nicht zwingend, sich in Einzelheiten zu verlieren. Wenn Sie sich mit allen Einzelheiten Ihrer Vergangenheit gleichzeitig beschäftigen, kann das ein Gefühl der Überwältigung hervorrufen oder depressiv machen. Im Moment geht es darum, signifikante Ereignisse, Verluste oder traumatische Erlebnisse zu identifizieren, die sich auf Ihre heutige Situation ausgewirkt haben. In Kapitel 3 werden Sie lernen, diese Ereignisse gefahrlos durchzuarbeiten. Zunächst sollen Sie eine Liste Ihrer bisher wichtigsten Erlebnisse zusammenstellen. Wenn Sie den Fokus nach innen richten, sollten Sie auch auf Augenblicke in Ihrem Leben achten, in denen Sie sich gestärkt fühlten, in denen Sie Freude erlebten oder in denen Ihnen ein wichtiger Erfolg gelang – vergessen Sie auch nicht, an die Menschen zu denken, die Sie auf Ihrem Weg unterstützt haben. Sich positive Augenblicke zusätzlich zu den schwierigen Situationen zu vergegenwärtigen hilft Ihnen, existierende Stärken zu nutzen.

Um sich zurechtfinden zu können, müssen Sie auch ein klares Verständnis Ihrer aktuellen Lebensumstände entwickeln. Vielleicht haben Sie kürzlich einen geliebten Menschen verloren und sind deshalb noch von Wehmut erfüllt. Vielleicht hatten Sie auch in letzter Zeit selbst ein schockierendes traumatisches Erlebnis. Vielleicht fühlen Sie sich isoliert und mit der Gemeinschaft, in der Sie leben, nicht verbunden, oder Sie haben Schwierigkeiten in Ihren Beziehungen oder kämpfen mit gesundheitlichen Problemen. Vielleicht fällt Ihnen auf, wie

Sie über Ihr eigenes Leben sprechen. Beispielsweise könnten Sie negative Selbstaussagen oder Botschaften bemerken, in denen Sie sich selbst kritisieren. Achten Sie auch darauf, welche Bereiche Ihres Lebens sich zu Ihrer Zufriedenheit entwickeln. In Zusammenhang mit einer Traumavorgeschichte könnten Sie die Tendenz entwickelt haben, sich auf Ihre Unzulänglichkeiten zu fixieren. Ebenso wichtig ist es jedoch, Ihre Stärken ins rechte Licht zu rücken, denn das verhilft Ihnen zu einer ausgewogeneren Selbstsicht. Finden Sie heraus, welche Stärken Sie der Welt zu bieten haben, was Ihre Fähigkeit einschließt, sich selbst gegenüber sanft und anderen ein guter Freund zu sein, sich kreativ auszudrücken oder sich um die eigene Gesundheit zu kümmern.

Wenn Sie auf Ihre Vergangenheit und Ihre gegenwärtigen Lebensumstände hin orientiert sind, sind Sie besser darauf vorbereitet, sich realistische Zukunftsziele zu setzen. Dies beinhaltet, daß Sie über die Qualitäten nachdenken, die Sie gern entwickeln, oder die Veränderungen, die Sie gern im Leben erreichen würden. Bergwanderer wissen, daß sie beim Ersteigen eines Bergs mit ihren Kräften haushalten müssen. Klettert man zu schnell, kann man leicht in Atemnot geraten oder die Muskeln zu stark ermüden. Bewegt man sich zu langsam, kann man sich langweilen oder das Gefühl entwickeln, nicht weiter zu kommen. Bewegt man sich hingegen in einem kontinuierlichen Tempo, erreicht man das Ziel. Es gibt Situationen, in denen man pausieren, zu Atem kommen oder sich an ein neues Gebiet akklimatisieren muß. Sie können sich dies wie ein Base-Camp vorstellen, wo Sie sich auf den Aufstieg zum Gipfel vorbereiten können. Sobald Sie sich bereit fühlen, können Sie zu Ihrem Ziel aufbrechen und dort den gewaltigen Ausblick genießen.

Mit der Heilung von einem Trauma verhält es sich ähnlich. Wenn Sie sich vom Heilungsprozeß überfordert fühlen, haben Sie sich zu schnell vorwärts bewegt. Wenn eine der im Buch beschriebenen Übungen bei Ihnen Emotionen hervorruft, die Sie als überwältigend empfinden, können Sie das Buch jederzeit schließen, an der Stärkung Ihrer Unterstützungssysteme arbeiten und den Prozeß fortsetzen, sobald Sie sich dazu bereit fühlen. Hören Sie auf Ihren Körper und Geist, wenn Sie auf Ihrem Weg Feedback brauchen. Irgendwann werden Sie sich dann wieder stark genug fühlen, sich zu erheben und zu neuen Höhen aufzubrechen. Bei adäquater Unterstützung wird es Ihnen gelingen, einen transformierenden Pfad zu beschreiten, um die vor Ihnen liegenden Gipfel außerordentlicher Möglichkeiten zu erreichen.

Wenn Sie Ihren Weg gefunden und die Markierungen, die Ihr inneres Gebiet abstecken, identifiziert haben, sollten Sie bedenken, daß Sie sich nicht von der

Vergangenheit beherrschen lassen müssen. Während der Arbeit mit dem vorliegende Buch werden Sie einen Pfad finden, der Sie vorwärts führt und Ihnen hilft, sowohl Ihre Hindernisse zu überwinden als auch zu Ihren Stärken in Kontakt zu treten. Die nächsten drei Übungen erschließen Ihnen Möglichkeiten, über Ihre Vergangenheit zu reflektieren, sich auf Ihre gegenwärtigen Lebensumstände hin zu orientieren und sich Ziele für die Zukunft zu setzen.

11 Über die eigene Vergangenheit reflektieren

Wie würden Sie Ihre Ursprungsfamilie beschreiben? Haben Sie in ihr schwerwiegende Verluste oder traumatische Ereignisse erlebt? Können Sie sich erinnern, ob Sie bei der Verarbeitung dieser Ereignisse Unterstützung erhalten haben? Sind Sie in einer Umgebung aufgewachsen, in der wiederholt Mißbrauch, Mißhandlungen oder Vernachlässigung vorgekommen sind? Haben Sie schwerere Krankheiten oder medizinische Traumata erlebt? Wissen Sie von traumatischen Erlebnissen Ihrer Eltern oder früherer Generationen Ihrer Familie? Stellen Sie eine Liste von Verlusterlebnissen, traumatischen Ereignissen oder immer noch nachwirkenden schmerzhaften Augenblicken aus Ihrer Vergangenheit zusammen. Statt sämtliche Einzelheiten zu notieren, können Sie sich für jedes Ereignis einen Namen ausdenken. Sie können bei dieser Übung mit Ihrer frühen Kindheit beginnen und sich dann allmählich der Gegenwart nähern.

Parallel dazu können Sie auch eine Liste wichtiger positiver Ereignisse, Errungenschaften oder Alltagsaktivitäten zusammenzustellen, die Ihrem Wohlbefinden zugute gekommen sind. Auf welche Erfolge sind Sie besonders stolz? Von welchen Menschen haben Sie in der Vergangenheit die stärkste Unterstützung erhalten, und wer spielt diese Rolle in Ihrem heutigen Leben? Können Sie sich an Situationen erinnern, in denen Sie Mut bewiesen haben oder sich im Vollbesitz Ihrer Macht fühlten? Welche Aktivitäten machen Ihnen Freude? Bringen Sie Ihre kreativen Impulse beispielsweise durch bildende Kunst oder Musik zum Ausdruck? Macht es Ihnen Freude, Ihren Körper zu trainieren? Widmen Sie sich einer Achtsamkeitspraxis wie Meditation oder Yoga? Verbringen Sie gern Zeit in der Natur? Gibt es noch andere Aktivitäten, die Ihr Wohlbefinden positiv beeinflussen?

____

____

____

____

Ich bin bereit, mich im Kontext meiner Vergangenheit kennenzulernen.

12 Orientierung auf die gegenwärtigen Umstände hin

Reflektieren Sie ein wenig über Ihre aktuellen Lebensumstände. Mußten Sie in letzter Zeit mit Verlusten oder traumatischen Erlebnissen fertig werden? Wie würden Sie Ihre aktuellen Beziehungen beschreiben? Fühlen Sie sich mit einer Gemeinschaft verbunden? Haben Sie zur Zeit gesundheitliche Probleme? Oder leiden Sie unter chronischen Schmerzen? Achten Sie auf die Art Ihrer Emotionen, Empfindungen und Gedanken. Welche Botschaften übermitteln Sie sich selbst? Falls es sich um kritische oder negative Botschaften handelt, sollten Sie sich fragen, welche neuen, positiven Botschaften Sie sich gern übermitteln würden.

Mir meiner gegenwärtigen Lebensumstände bewußt zu sein, hilft mir, kluge Entscheidungen zu treffen.

13 In die Zukunft schauen

Manchmal ist es schwer, sich eine Zukunft vorzustellen, die sich von der eigenen Vergangenheit oder Gegenwart unterscheidet. Nun können wir zwar das Gebiet unserer Vergangenheit nicht verändern, aber wir können den Pfad in die Zukunft beeinflussen. Was würden Sie angesichts Ihrer aktuellen Situation gern verändern? Und wie zuversichtlich sind Sie, daß Ihnen diese Veränderungen gelingen könnten? Was hat Sie bisher davon abgehalten, Veränderungen in Angriff zu nehmen? Wenn Ihnen die gewünschten Veränderungen gelingen würden, wie würde sich das auf Ihr Leben auswirken? Wie, glauben Sie, würden Sie sich dann fühlen?

Ich kann mir für die Zukunft Ziele setzen, die den vor mir liegenden Weg erhellen.

Verkörperung (Embodiment)

Wahrscheinlich fällt es Ihnen manchmal schwer, Ihren Körper zu spüren und zu fühlen. Warum? Weil wir lernen, unsere Empfindungen auszuschalten. Wir werden geschult, still zu sitzen und aufmerksam zu sein. Wir fokussieren ständig auf die äußere Welt – in der Schule, im Umgang mit den Medien und auf unseren vielfältigen Bildschirmen. Während wir aufwachsen, lernen wir, die Regeln und Rhythmen unserer Familie und unserer Gemeinschaft zu respektieren. Diese äußeren Rhythmen und Regeln können den Anschein von Vorhersehbarkeit erzeugen; doch manchmal entsprechen solche äußeren Strukturen nicht unseren inneren, persönlichen Rhythmen. Trotzdem lernen wir, uns anzupassen. Und das erfordert oft, daß wir uns von unserem Körper, unserer Intuition und von der Erde abkapseln, um in einen Zusammenhang hineinzupassen oder um dazu zu gehören. Falls die Umgebung, in der Sie aufgewachsen sind, durch Vernachlässigung und Mißbrauch oder Mißhandlungen geprägt war, haben Sie das Dissoziieren vom eigenen Körper als Abwehrmechanismus genutzt, um Ihr Überleben zu sichern.

Was auch immer die Ursache gewesen sein mag, durch die Abkapselung von Ihrem Körper werden Sie auch von Ihrer inneren Weisheitsquelle abgeschnitten. Versuchen Sie dann später, die Verbindung zu Ihrem Körper wiederherzustellen, kann sich das so anfühlen, als wollten Sie eine Beziehung zu einem Kind wiederherstellen, das ignoriert und im Stich gelassen wurde. Sie klopfen an die Tür, und das Kind äußert sich zunächst nicht. Sie bringen Ihre Bereitschaft zum Engagement und Ihren Wunsch, die Verbindung wiederherzustellen, trotzdem weiter zum Ausdruck, indem Sie erneut an die Tür klopfen. Diesmal sagt das Kind: »Hau ab!« Sie klopfen daraufhin erneut und versichern, daß Sie die Verbindung in jedem Fall wiederherstellen wollen, ganz gleich, wie lange dies dauere. Nach einiger Zeit öffnet das Kind ganz kurz die Tür, und noch ein wenig später läßt es die Tür halb geöffnet. Vielleicht ist es irgendwann auch in der Lage, die Tür ganz offen zu lassen.

Die Verbindung zu Ihrem Körper wiederherzustellen erfordert Zeit und Bereitschaft zum Engagement. Durch einen Atemzug nach dem anderen können Sie Vertrauen zu sich selbst aufbauen. Wenn Sie sich täglich dieser Praxis des Spürens und Fühlens widmen, können Sie Ihr Gewahrsein ganz allmählich vom Kopf zu Kehle und Brust, zum Bauch, zu den Hüften und weiter zu den Beinen und Füßen verlagern. Natürlich kann es unangenehm sein, die Aufmerksamkeit auf Teile Ihres Körpers zu richten, die sich taub oder leer anfühlen;

doch ist dieses Unbehagen ein Ruf, eine Aufforderung, sich auf den Weg nach Hause, zu sich selbst zu machen. Falls Ihre Identität von Gefühllosigkeit umhüllt ist, kann es sich für Sie sogar als bedrohlich anfühlen, Ihr Gewahrsein auf den eigenen Körper zu richten. Ein Gefühl des Kontrollverlusts kann Sie heimsuchen, wenn Sie in Ihr Unbehagen eintauchen oder Ihren Schmerz begrüßen. Vielleicht fühlen Sie sich auch reizbar, wenn Sie vom Denken zum Fühlen übergehen. Vielleicht würden Sie davor am liebsten davonlaufen. Zügeln Sie sich. Konfrontieren Sie sich mit Ihrem Erlebnis, distanzieren Sie sich davon, und kehren Sie wieder zurück.

Wenn Sie Ihren gesamten Körper von Ihrem Gewahrsein durchdringen lassen, sollten Sie mit Ihrer Verletzlichkeit sehr vorsichtig umgehen. Vielleicht werden Sie dann irgendwann das Erwachen Ihres Empfindens bemerken. Sie könnten ein Aufwallen der Emotion oder ein Zittern spüren. Lassen Sie Ihre Bemühungen ausklingen. Sie sind am Ziel. Verweilen Sie, und hören Sie mit Ihrem inneren Ohr. Nehmen Sie die subtilen Bewegungen Ihres Körpers wahr. Lauschen Sie dem rhythmischen Schlag Ihres Herzens, und spüren Sie das sanfte Steigen und Fallen des Bauches beim Atmen. Entwickeln Sie eine Geisteshaltung, die Ihre Lebenskraft aufzuwecken versucht. Lassen Sie sich von dieser Quelle der Verbundenheit nähren. Ähnlich einer individuellen Pilgerreise ist die Ausweitung des Gewahrseins auf Ihren gesamten Körper eine Einladung, sich hinsichtlich des Körpers und der Seele wieder mit sich selbst zu verbinden.

Wenn Sie spüren, was Sie empfinden, ermöglicht Ihnen das, sich wichtige Informationen darüber anzueignen, wie Sie sich besser um Ihren Körper kümmern sollten. Unterbrechen Sie das Lesen dieses Buches regelmäßig durch Pausen, in denen Sie sich über Ihren jeweiligen aktuellen Zustand klar werden. Vielleicht verspüren Sie dann das Bedürfnis, sich zu dehnen oder tief zu atmen, um in den Schultern aufgebaute Anspannung zu lösen. Letztlich kann eine Verkörperungspraxis Ihnen helfen, eine starke Verbindung zu Ihrer inneren Weisheit zu entdecken. Es ist für Sie an der Zeit, in Ihren Körper zurückzukehren.

14 Den eigenen Körper spüren

Atmen Sie tief, und richten Sie das Gewahrsein auf die Empfindungen in Ihrem Körper. Sie können sich dazu Ihren Körper vom Kopf bis zu den Zehen vergegenwärtigen. Was fällt Ihnen auf? Empfinden Sie es als beruhigend, Ihren Körper zu spüren und zu fühlen, oder erscheint es Ihnen als zu mühsam? Gibt es in Ihrem Körper Orte, die zu spüren Ihnen leichter fällt? Fallen Ihnen Bereiche auf, in denen Sie Schmerz spüren oder die sich taub anfühlen? Ängstigt Sie die Vorstellung, zu Ihrem Körper in Verbindung zu treten? Manchmal ist es in solchen Fällen nützlich, die Aufmerksamkeit auf extreme Punkte des Körpers zu richten, beispielsweise auf die Nasenspitze, die Finger und die Zehen. Treten Sie danach, wenn Sie sich bereit fühlen, zu weiteren Körperempfindungen in Kontakt, in einem Tempo, das Ihnen behagt. Und schließlich können Sie auch Ihr Vertrauen zu sich selbst regenerieren. Falls Sie diese Übung zu einem späteren Zeitpunkt noch einmal wiederholen, sollten Sie darauf achten, ob sich Ihre Fähigkeit, zu Ihren Empfindungen in Kontakt zu treten, im Laufe der Zeit verändert.

Ich kann die Verbindung zu meinem Körper in einem für mich genau richtigen Tempo wiederherstellen.

Langsam und stetig

Der Heilungsprozeß läßt sich nicht beschleunigen. Es ist deshalb ratsam, an der Heilung von einem Trauma langsam, aber stetig zu arbeiten. Diese Vorgehensweise hilft Ihnen, sich selbst und dem Prozeß zu vertrauen. Sie können sich auf die tiefreichende Traumaverarbeitung vorbereiten, indem Sie Ihre Ressourcen verbessern. Ressourcen helfen Ihnen, sich zuversichtlich, ruhig, klar, geerdet, im Besitz Ihrer Macht und unterstützt zu fühlen. Einige Ressourcen finden Sie bei Menschen oder an Orten, die eine Zuflucht oder Sicherheit bieten. Beispielsweise können Sie Zeit in der Natur verbringen, einen Freund anrufen, eine Therapie beginnen, sich massieren lassen oder in einer spirituellen Gemeinschaft Trost suchen. Sie können auch ein Ressourcentier auswählen, das Ihnen hilft, sich wieder zu erden, wenn Sie sich sehr verletzlich fühlen. Sie können weiterhin innere Ressourcen entwickeln, die es Ihnen ermöglichen, sich auf Ihren Körper und Geist zu verlassen und so zu einem Gefühl des Friedens zu gelangen. Dabei können Ihnen Atmung, Imagination, Visualisation, Tagebuchschreiben, Achtsamkeitsübungen oder Yoga helfen. Manchmal fungieren imaginierte Quellen des Behagens als Ressourcen, etwa in Form der Erinnerung an einen Ort, an dem Sie sich sicher und ruhig fühlen. Viele Menschen wählen einen Ort in der Natur, der ihnen besonders gefällt, etwa einen Aufenthalt an einem Meeresstrand oder in einem wunderschönen Garten. Daß Sie eine gute Ressource gefunden haben, erkennen Sie an einem Anstieg positiver Emotionen und einem physischen Gefühl der Leichtigkeit.

Die Suche nach einem Verbündeten ist ein wichtiger Teil einer Heldenreise, weil manche Herausforderungen für einen einzelnen Menschen einfach zu groß sind. Verbündete können reale Menschen aus Ihrem Leben sein, beispielsweise ein enger Freund, ein spiritueller Mentor oder ein Therapeut, der während des Heilungsprozesses eine Beziehung zu Ihnen aufrechterhält. Manchmal ist ein Verbündeter die imaginäre Präsenz einer Person, eines Tiers oder eines Geistes oder ein wohlwollender (noch lebender oder verstorbener) Verwandter. Verbündete repräsentieren die positiven Eigenschaften wohlwollender und beschützender Bezugspersonen, und wenn Sie einen solchen Einfluß in Ihrer Kindheit nicht erlebt haben, kann es sehr wichtig sein, dies nachzuholen.

Die Genesung von einem Trauma wird auch durch eine Ressource mit Namen *Containment* gefördert. Sie ermöglicht uns, selbst zu entscheiden, wann wir auf problematische Erlebnisse fokussieren wollen, indem wir schmerzhafte Emotionen, Gedanken oder Erinnerungen eine Zeitlang bewußt zurückstellen. Wir erkennen auf diese Weise an, daß wir bei der schweren Arbeit an einem Trauma Pausen einlegen müssen. Containment erfüllt seine Aufgabe, wenn wir mit uns selbst vereinbaren, daß wir uns mit unseren emotionalen Verletzungen später befassen werden, wenn wir über ausreichende Unterstützung verfügen.

Ob Ihre Ressourcen ausreichen, um den Weg zur Transformation fortzusetzen, erkennen Sie an dem Gefühl, unterstützt zu werden und geerdet zu sein. Wenn Sie über genügend Ressourcen verfügen, fühlen Sie sich bereit und in der Lage, sich größeren Herausforderungen als bisher zu stellen. Sie können die Unterstützung, die Sie brauchen, um sich Ihrem Schmerz zuzuwenden, langsam und stetig aufbauen. Die nächsten drei Übungen helfen Ihnen, Ressourcen zu entwickeln, indem Sie einen imaginären sicheren Ort schaffen, indem Sie Verbündete finden, die Sie unterstützen, und indem Sie eine Containment-Strategie entwickeln.

15 Ein sicherer oder friedlicher Ort

Bei der Arbeit an einem Trauma kann es nützlich sein, eine Vorstellung von einem sicheren oder friedlichen Ort zu entwickeln, an dem sich Ihr Körper hier und jetzt entspannen kann. Können Sie sich einen Ort vorstellen, der Ihnen ein Gefühl der Ruhe und Sicherheit gibt? Dieser Ort kann real existieren, er kann aber auch ein Produkt der Vorstellung sein. Nehmen Sie sich für diese Übung ein wenig Zeit, und notieren Sie sich dann, wie Ihr sicherer Ort beschaffen ist. Was nehmen Sie in Ihrem Geist und Körper wahr, wenn Sie sich vorstellen, an diesem Ort zu sein? Wenn Sie sich getriggert fühlen oder sich fürchten, können Sie sich im Geiste jederzeit an diesen sicheren Ort zurückziehen.

Ich kann meinen Geist und meinen Körper beruhigen, indem ich mir Situationen und Orte vergegenwärtige, in denen und an denen ich mich sicher und friedlich fühle.

16 Identifizieren von Verbündeten

Suchen Sie sich einige Verbündete, die Sie auf Ihrer Heldenreise begleiten können. Dies sind die Menschen, die Ihnen in Ihrem Leben zur Seite standen. Wer steht für Sie ein oder unterstützt Sie durch seine wohlwollende Präsenz? Vielleicht brauchen Sie jemanden, der Ihnen weisen Rat vermitteln oder Ihnen das Gefühl geben kann, geschützt zu werden. Stellen Sie eine Liste potentieller Verbündeter zusammen, die sich in für Sie schwierigen Situationen um Sie scharen können. Denken Sie daran, daß Sie sich auf Ihr Unterstützungsteam oder Ihre imaginären Verbündeten jederzeit verlassen können.

Ich kann um Unterstützung bitten. Sichtbare und unsichtbare Verbündete helfen mir. Ich verfüge über alle Ressourcen, die ich auf meinem Weg zur Heilung brauche.

17 Schaffen Sie Ihren Container

Um die Ressource Container zu entwickeln, stellen Sie sich einen Aktenordner, eine Kiste oder einen Raum vor – etwas, in dem Sie Ihre belastenden Erlebnisse unterbringen können. Üben Sie anschließend, Ihren Schmerz für eine Weile in diesem Behältnis zu verstauen. Sie können den Container später wieder öffnen, wenn Sie sich in der Lage fühlen, sich achtsam und mitfühlend mit Ihren traumatischen Erlebnissen zu befassen. Schreiben Sie auf, wie Sie sich Ihre Containment-Strategie vorstellen, oder zeichnen Sie ein Bild von Ihrem Container. Stellen Sie sich vor, daß Sie problematische Erinnerungen in dieses Behältnis legen, in dem Bewußtsein, daß allein Sie es öffnen und schließen können. Wann Sie sich mit Ihrem Schmerz befassen wollen, ist allein Ihre Entscheidung. Achten Sie darauf, wie Sie sich in Körper und Geist fühlen, wenn Sie Ihr Leiden in diesen Container legen. Schreiben Sie etwas über Ihre Erfahrungen mit der Nutzung des Containments auf.

Ich kann entscheiden, wann ich über mein Trauma nachdenken will. Ich kann meinen Schmerz so lange im Container unterbringen, bis ich mich auf meinem Weg zur Heilung ausreichend unterstützt fühle.

Den inneren Beschützer zurückfordern

Wir alle haben ein grundlegendes Bedürfnis nach Schutz. Beschützer sorgen für unsere Sicherheit, bestätigen unseren Wert und verteidigen uns nötigenfalls. Sie sind zuversichtlich, entschlossen und stark. Doch wenn Menschen ohne Schutz aufgewachsen, im Stich gelassen, mißbraucht oder mißhandelt worden sind, haben sie Mechanismen entwickelt, die ihr Überleben sichern sollen. Vielleicht haben Sie zu Ihrer Verteidigung starke Mauern errichtet, die Ihre verletzlichsten Gefühle in Form einer Panzerung umgeben. Die meisten von uns verteidigen sich, wenn sie sich verletzlich fühlen. Das liegt in der Natur des Menschen. Der Furcht wohnt eine gewisse Intelligenz inne.

Leider können solche schützenden Defensivmaßnahmen uns manchmal dazu bringen, Menschen, die uns wohlgesonnen sind, unabsichtlich von uns wegzustoßen, sobald sie uns zu nahe kommen. Das kann zur Folge haben, daß wir uns reizbar fühlen, leicht wütend werden oder ohne guten Grund Streit beginnen. Manche Menschen glauben auch irrigerweise, sie könnten sich nur auf sich selbst verlassen. Bei einigen Traumatisierten sind die Defensivhaltungen so lange aktiviert, daß Sie mittlerweile nicht mehr wissen, wie Sie sich davon lösen und sich entspannen können. Vielleicht sind sie noch immer mit einem Kampf beschäftigt, der schon vor vielen Jahren beendet wurde. Auch wenn Sie instinktiv den Wunsch haben, sich zurückzuziehen, wegzulaufen oder defensiv zu reagieren, sollten Sie sich darüber im klaren sein, daß Defensivhandlungen häufig Relikte der Vergangenheit und aktuell vielleicht gar nicht mehr erforderlich sind.

Die Wiederbelebung einer gesunden Beziehung zu Ihrem inneren Beschützer ermöglicht Ihnen letztlich, sich von nicht mehr hilfreichen kompensatorischen Defensivhandlungen zu lösen. Sie können diese Beziehung einfordern und Ihre Wunden pflegen, indem Sie sich einen Menschen vorstellen, von dem Sie sich wünschen, er hätte Sie in Ihrer Kindheit geschützt. Ähnlich den Verbündeten, um die es in Übung 16 (S. 81) ging, könnten Sie sich vorstellen, daß eine reale, fiktive oder historische Person Sie heute beschützt. Wer würde sich für Ihre Sicherheit engagieren oder für Sie eintreten? Wenn Ihnen ein Bild von einem Beschützer vor Augen steht, müssen Sie das Gefühl, geschützt zu werden, verinnerlichen, indem Sie feststellen, wie es sich in Ihrem Körper anfühlt. Verkörpern Sie das Gefühl, ein Beschützer zu sein. Sie sind und waren es immer wert, beschützt zu werden.

18 Sich geschützt fühlen

Nehmen Sie sich ein wenig Zeit, um sich mitfühlend an eine Situation in Ihrem Leben zu erinnern, in der Sie Schutz gebraucht hätten, ihn aber nicht erhalten haben. Achten Sie auf Emotionen, die bei Ihnen auftauchen, und auf Ihr Körpergefühl während der Erinnerung an dieses Erlebnis. Sind Ihnen irgendwelche emotionalen oder physischen Defensivmechanismen bewußt, die Sie aufgrund dessen entwickelt haben? Denken Sie nun eine Weile an jemanden, den Sie für einen starken, mutigen und mächtigen Beschützer halten. Wie könnte dieser Mensch Sie in Ihrem gegenwärtigen Leben beschützen? Stellen Sie sich vor, daß diese Person für Sie Position bezieht oder Partei ergreift. Achten Sie darauf, wie die Vorstellung, einen Beschützer zu haben, Ihr Körpergefühl verändert. Fallen Ihnen Veränderungen an Ihrer Haltung oder Atmung auf? Stellen Sie sich nun vor, Sie selbst sind der Beschützer. Wie empfinden Sie das in Ihrem Körper? Wie könnte Ihnen dieses Gefühl ermöglichen, für sich selbst und Ihre Bedürfnisse in der Welt einzutreten? Schreiben Sie etwas über das Erlebte auf.

Ich kann mich auf zuträgliche Weise selbst schützen.

Regulation des Nervensystems

In Kapitel 1 haben Sie sich mit dem ANS und seiner Rolle bei der Regulation Ihrer Reaktion auf Gefahr und Sicherheit beschäftigt. Im Zustand der Sicherheit wird Ihr System für soziale Verbundenheit aktiviert, und Gefühle der Verbundenheit und Ruhe werden gefördert. Sobald Sie Gefahr spüren, wechselt Ihr Nervensystem in den Defensivmodus, und Sie reagieren auf die wahrgenommene Gefahr, indem Sie entweder »kämpfen oder fliehen« oder in den »Shutdown«-Zustand verfallen. Reagiert Ihr Nervensystem auf diese Weise auf Gefahren, wird Ihr Körper in einen Zustand der Hypervigilanz versetzt, was Sie höchst sensibel auf als bedrohlich wahrgenommene Umgebungssignale reagieren läßt. Beispielsweise schauen Sie sich dann die Gesichter der Menschen in Ihrer Umgebung genau an, achten auf subtile Veränderungen des Klangs ihrer Stimme oder beobachten wachsam Anzeichen für Zurückweisung oder Gefahr. Oft merken Sie dies nicht einmal bewußt. Wir können die Entstehung von Hypervigilanz besser verstehen, und aufgrund dessen unser Nervensystem besser regulieren, wenn wir uns mit der Neurophysiologie von Gehirn und Körper befassen.

Aus Sicht der Neurowissenschaft hat sich das Gehirn von unten nach oben und von innen nach außen entwickelt. Der zuerst entstandene Teil des Gehirns sind die *Basalganglien* (das sogenannte »Reptiliengehirn«), die bei der Aktivierung primitiverer defensiver Reaktionen auf Streß eine wichtige Rolle spielen. Als nächster Teil des Gehirns entstand das *limbische System* (das »emotionale Gehirn«), die neuronale Basis für Erinnerungen und Emotionen. Zuletzt entstand der *Neocortex* – und spezifischer der *Präfrontalkortex* (das »rationale Gehirn«) –, der für komplexes Denken sehr wichtig ist. Bei Hypervigilanz werden die primitiveren, niederen Gehirnzentren aktiviert. Insbesondere in Gefahrensituationen wird das Reptiliengehirn aktiviert, und wir reagieren, ohne bewußt über die betreffende Situation nachzudenken. Aus evolutionärer Sicht ist das adaptiv. Würde Ihr Haus brennen, sollten Sie es möglichst schnell verlassen, statt zunächst einmal gründlich über die Situation nachzudenken. Erst wenn Sie Ihrer gefährlichen Lage entronnen sind, sollten Sie innehalten und über das Erlebte nachdenken.

Wenn Sie allerdings ein Trauma erlebt haben, ist es möglicherweise schwierig, zwischen früheren beängstigenden Erlebnissen und dem, was in der Gegenwart geschieht, zu unterscheiden. Andererseits besteht auch die Gefahr, daß Sie Menschen oder Orte als gefährlich wahrnehmen, obwohl sie das in Wahrheit nicht sind. Die Folge kann ein Zustand chronischer Hypervigilanz sein, der die Ausschüttung von Streßhormonen perpetuiert und einen Teufelskreis der Angst entstehen läßt.

Sie können lernen, diesen Teufelskreis zu neutralisieren, indem Sie Ihr System für soziale Verbundenheit aktivieren. Um dies zu erreichen, müssen Sie Ihre Aufmerksamkeit auf Signale richten, die zeigen, daß Sie in Sicherheit sind. Üben Sie sich darin, Ihre Empfindungen und Emotionen im Blick zu behalten, weil dies die oberen Gehirnzentren anspricht und eventuelle ungerechtfertigte Streßreaktionen außer Kraft setzt. Sind Sie beispielsweise aus Angst unnötigerweise angespannt, können Sie Ihre Atmung verlangsamen, Bewegungen ausführen, die Ihnen helfen, sich zu erden, oder Ihren Bauch entspannen. Sie können aber auch ein Signalwort oder einen kurzen Satz wie »Ich bin jetzt in Sicherheit« oder: »Es ist okay, sich zu entspannen« benutzen. Natürlich kann all das nur dann seinen Zweck erfüllen, wenn Sie sich gegenwärtig tatsächlich in einer sicheren Situation befinden.

Die Symptome einer PTBS sind in der Neurobiologie begründet. Wir erleben ein Trauma im Körper, nicht nur im Geist. Deshalb ist es nicht möglich, sich allein durch Denken und Reden von traumabedingten Reaktionen zu befreien. Wenn Sie dies verstehen, kann Sie das zur Entwicklung von Selbstmitgefühl anspornen, wenn Sie getriggert werden oder sich in belastenden traumabedingten Reaktionen verfangen. Am wichtigsten jedoch ist, daß Sie nicht dazu verdammt sind, das in der Vergangenheit Erlebte unablässig zu wiederholen, und daß Ihre Symptome nicht definieren, wer und wie Sie sind.

19 Orientierung auf Sicherheit hin

Suchen Sie für die Ausführung dieser Geist-Körper-Übung einen Ort auf, an dem Sie sich sicher fühlen. Nehmen Sie eine angenehme Haltung im Stehen, Sitzen oder Liegen ein. Richten Sie in den nächsten Augenblicken Ihre Aufmerksamkeit auf bestimmte Anzeichen in Ihrer Umgebung, an denen Sie erkennen, daß Sie hier und jetzt in Sicherheit sind. Schauen Sie um sich, und achten Sie auf die Art des Lichts, ein Bild an der Wand oder darauf, welches Gefühl Sie beim Lesen dieses Buches haben. Sie können sich auch ein Musikstück anhören, das Ihnen besonders gefällt; Sie können ein beruhigend wirkendes Objekt in die Hand nehmen; und Sie können den beruhigenden Duft eines Aromaöls auf sich wirken lassen. Wiederholen Sie dann innerlich folgende Worte: »Ich bin sicher, und ich bin ruhig.«

Denken Sie dann an eine schwierige Situation, in der Sie sich gestreßt fühlten. Was nehmen Sie während dessen in Ihrem Körper wahr? Welche Emotionen erkennen Sie? Welche Gedanken kommen Ihnen? Richten Sie die Aufmerksamkeit dann wieder auf Signale in Ihrer Umgebung, an denen Sie erkennen, daß Sie gegenwärtig in Sicherheit sind. Atmen Sie ein paarmal tief, und lösen Sie sich bei jedem Ausatmen von der angesammelten emotionalen oder physischen Anspannung. Wiederholen Sie dann innerlich noch einmal den Satz »Ich bin sicher und ich bin ruhig«. Sie können die Flexibilität Ihres Nervensystems verbessern, indem Sie zwischen dem Gefühl der Sicherheit und dem Fokussieren auf das belastende Erlebnis hin und her wechseln.

Schreiben Sie anschließend einige Minuten lang etwas über Ihre Erlebnisse beim Ausführen dieser Übung, wohl wissend, daß Sie die Übung so oft wiederholen können, wie Sie wollen. Falls Sie irgendwann während der Übung Angst oder Schmerz empfinden, sollten Sie das als Hinweis darauf verstehen, daß Sie sich besser eine intensivere Unterstützung suchen.

Ich kann Körper und Geist beruhigen, indem ich mich darauf konzentriere, daß ich im Hier und Jetzt Sicherheit erlebe.

Durch Atmung zur Balance

Eine der wirksamsten Arten von Geist-Körper-Übungen zur Förderung der Balance des Nervensystems sind die Atemübungen. Wir atmen die meiste Zeit, ohne daran zu denken, was wir da tun. Doch wenn sich der Rhythmus unserer Atmung verändert, kann das augenblicklich die Balance zwischen sympathischem und parasympathischem Zweig Ihres Nervensystems verändern. Grundsätzlich kann man sagen, daß jedes Einatmen das SNS und jedes Ausatmen das PNS stärkt.

Eine der Wirkungen von Geist-Körper-Therapien ist die Stimulation des Vagusnervs, der vom Hirnstamm bis in den Magen, die Därme, das Herz, die Lunge, die Kehle und die Gesichtsmuskeln verläuft. Durch langsames und tiefes Atmen erzeugen Sie subtile Bewegungen in diesen Körperbereichen. Beispielsweise massiert die Zwerchfellatmung sanft die Verdauungsorgane, löst den Zwerchfellmuskel, stimuliert die Nervenfasern in der Lunge und erzeugt ein Geräusch, das beruhigend auf das Innenohr wirkt. Die Folge von alldem ist eine Verlangsamung des Herzschlags.

Forscher messen Veränderungen, die durch Geist-Körper-Therapien herbeigeführt werden, unter anderem in Form der *Herzratenvariabilität* (HRV); damit sind die mit dem Atmen verbundenen rhythmischen Schwankungen der Herzfrequenz gemeint. Die HRV mißt die Schwankungen der Abstände *zwischen* den einzelnen Herzschlägen. Eine starke HRV wird mit einer besseren Fähigkeit, Streß zu ertragen oder sich davon zu erholen, in Verbindung gebracht, wohingegen eine schwächere HRV mit Streß und Angst assoziiert wird. Jede Übung, die sich positiv auf die HRV auswirkt, fördert Flexibilität und Resilienz des ANS. Die Folge ist, daß es leichter wird, zwischen Gefühlen freudiger Erregung und erholsamer Ruhe hin und her zu wechseln.

Zur Verbesserung der HRV können Sie sich auf langsame Zwerchfellatmung konzentrieren. Beginnen Sie mit einem langen, gleichmäßigen Ein- und Ausatmen. Beim Einatmen wird der Herzschlag ein wenig schneller, beim Ausatmen wieder langsamer. Um Angst entgegenzuwirken, können Sie die Zeitspanne des Ausatmens verlängern und so die Aktivität des PNS verstärken. Fühlen Sie sich hingegen benebelt oder schläfrig, können Sie länger einatmen. Die nächsten drei Übungen sollen Ihnen helfen, sich darüber klar zu werden, daß Sie einen gewissen Einfluß auf die Stärke der Aktivierung Ihres Nervensystems haben.

20 Ausgewogene Atmung

Diese Atemübung kann Ihnen helfen, ein ruhiges, ausgeglichenes Gefühl in Geist und Körper zu entwickeln. Atmen Sie mehrmals lange und tief durch. Achten Sie auf die subtilen Bewegungen, die das Atmen erzeugt. Wie fühlt es sich an, Ihr Zwerchfell zu entspannen? Können Sie zulassen, daß sich Ihr Bauch beim Atmen hebt und senkt? Beginnen Sie nach einer Weile, vier Zählzeiten lang ein- und vier Zählzeiten lang auszuatmen. Sie können still mitzählen. Wenn Sie sich bei dieser Art zu atmen wohl fühlen, können Sie damit experimentieren, nach jedem Ein- und Ausatmen eine kurze Pause einzulegen; dies hilft Ihrem Nervensystemn mit Streß fertig zu werden. Um dies zu erreichen, sollten Sie vier Zählzeiten lang einatmen, dann den Atem vier Zählzeiten lang anhalten, daraufhin vier Zählzeiten lang ausatmen und schließlich diesen Zustand ebenfalls vier Zählzeiten lang anhalten. Wenn Sie das Anhalten des Atems als unangenehm empfinden, kehren Sie einfach zum anfänglichen Atemmuster zurück. Fahren Sie mit diesem ausgewogenen Atemmuster einige Minuten lang fort. Lassen Sie Ihren Atem nach Abschluß der Übung zu seinem natürlichen Rhythmus zurückkehren, und richten Sie das Gewahrsein auf Ihre Körperempfindungen. Was fällt Ihnen auf? Welche Emotionen spüren Sie? Verweilen Sie ein wenig bei dem Erlebten, und notieren Sie Ihre Eindrücke dabei.

Mein Atem ist eine Tür zu meinem Nervensystem.
Ich kann von innen nach außen einen Zustand der Balance erreichen.

21 Entspannende Atmung

Diese Atemübung ist optimal für Situationen geeignet, in denen Sie Angst empfinden oder sich angespannt fühlen. Atmen Sie zunächst mehrmals lange und tief durch. Achten Sie auf die subtilen Bewegungen, die durch das Atmen entstehen. Stellen Sie fest, wie es sich anfühlt, Ihr Zwerchfell zu entspannen. Können Sie zulassen, daß sich beim Atmen Ihr Bauch hebt und senkt? Atmen Sie nun vier Zählzeiten lang ein und sechs Zählzeiten lang aus. Dabei können Sie still innerlich zählen. Nach einiger Zeit können Sie versuchen, das Ausatmen bis auf acht Zählzeiten zu verlängern. Atmen Sie mehrere Minuten lang auf diese Weise. Lassen Sie die Atmung anschließend zu ihrem natürlichen Rhythmus zurückkehren. Richten Sie das Gewahrsein dann erneut auf Ihre Körperempfindungen. Was nehmen Sie wahr? Welche Emotionen tauchen auf? Schreiben Sie auf, was Sie erlebt haben.

Ich bin ruhig und entspannt und fühle mich wohl.

22 Kräftigende Atmung

Diese Atemübung eignet sich besonders für Situationen, in denen Sie sich wacher fühlen wollen. Atmen Sie zunächst mehrmals lang und tief durch. Achten Sie auf die subtilen Bewegungen, die Ihr Atmen verursacht. Konzentrieren Sie sich dann darauf, den Atem in den oberen Teil des Brustkorbs zu lenken. Atmen Sie tief ein, und lassen Sie die Atemluft anschließend mit raschem Ausatmen entweichen. Wiederholen Sie dieses Atemmuster drei oder vier Mal oder öfter, und lassen Sie die Atmung dann zum normalen Rhythmus zurückkehren. Richten Sie das Gewahrsein auf Ihre Körperempfindungen. Was nehmen Sie wahr? Spüren Sie einen Zuwachs an Energie? Sie können diese Atemübung ein paarmal wiederholen. Wenn Sie genügend Energie zu haben glauben, können Sie in einen ruhigen Zustand zurückkehren. Machen Sie sich Notizen über das Erlebte.

Ich bin wach und fühle mich gekräftigt.

Mobilisierung und Immobilisierung

Eines der belastendsten PTBS-Symptome ist die Dissoziation. Sie kommt wesentlich häufiger vor, als vielen Menschen klar ist, und zwar teilweise, weil sich ein dissoziativer Zustand in einer großen Vielfalt von Symptomen manifestieren kann, unter anderem darin, daß sich die Betroffenen »benebelt«, müde, verschlossen, benommen, übel oder empfindungstaub fühlen. Dissoziation kann auch Gedächtnisstörungen, das Gefühl des »Zeitverlusts« und das Gefühl, aus mehreren separaten Teilen zu bestehen, hervorrufen. Dissoziation kommt insbesondere in Zusammenhang mit komplexer PTBS vor, die durch längeres Erleben von traumatischem Streß entsteht, also nicht in Reaktion auf ein einmaliges traumatisches Erlebnis.

Dissoziative Symptome sind schmerzhaft und oft langwieriger. Wenn Sie sich mit Symptomen dieser Art befassen wollen, sollten Sie und Ihr Therapeut in der Lage und bereit sein, mitfühlend und fürsorglich über Dissoziation zu reden. Eine Haltung der Offenheit kann die Traumaheilung sehr unterstützen. Ein Therapeut kann Ihnen helfen zu erkennen, was die Symptome auslöst, und Sie können von ihm lernen, Ihr Nervensystem zu regulieren und so die Wirkung der Symptome auf Ihr Leben zu verringern. Bei manchen Klienten werden Geist-Körper-Therapien wie Yoga, Meditation und Atemübungen zu wertvollen und das Leben verändernden täglichen Übungen, die ihnen helfen, über immer längere Zeitspannen in einem Gefühl der Sicherheit verwurzelt zu bleiben.

Vielleicht erinnern Sie sich noch daran, daß Geist-Körper-Therapien Ihnen helfen, den Vagusnerv zu regulieren. Bei der anschließend beschriebenen Übung, die auf den vorherigen aufbaut, geht es darum, Ihr Nervensystem flexibler zu machen. Sie erforschen darin die Möglichkeit, zwischen Ihrem System für soziale Verbundenheit und Ihrem SNS und PNS eine Verbindung herzustellen. Durch die Nutzung des Systems für soziale Verbundenheit in Situationen, in denen Ihr SNS aktiviert ist, können Sie die Ressourcen mobilisieren, mit deren Hilfe Sie spielen, Ihren Körper trainieren und sich kreativ betätigen können. Wenn Sie Ihr System für soziale Verbundenheit in Situationen aktivieren, in denen Sie sich verschlossen oder erschöpft fühlen, kann dies Ihre Defensivsysteme besänftigen, was Ihnen wiederum ermöglicht, liebevolle Verbindungen zu anderen Menschen aufzubauen, sich zu entspannen und besser zu schlafen. Dieses Alternieren zwischen gefahrloser Mobilisierung und Immobilisierung verbessert die Balance von Geist und Körper durch die Verbindung mit der regenerierenden Seite des PNS (Sullivan et al. 2018).

23 Sicherheit in Geist und Körper wiedererlangen

Suchen Sie sich für diese Übung zunächst einen Platz, an dem Sie sich völlig sicher fühlen. Nehmen Sie eine angenehme Haltung im Stehen, Sitzen oder Liegen ein. Suchen Sie in Ihrer Umgebung nach visuellen Anzeichen dafür, daß Sie hier und jetzt in Sicherheit sind. Atmen Sie dann einige Male lange und tief durch. Achten Sie auf Empfindungen und subtile Bewegungen, die durch das Atmen entstehen. Fokussieren Sie Ihr Gewahrsein auf das Geräusch des Atmens. Erweitern Sie Ihr sensorisches Gewahrsein, so daß Sie auch andere Empfindungen in Ihrem Körper wahrnehmen können. Erforschen Sie anschließend die *achtsame Mobilisierung*, indem Sie die Atemintensität verstärken, während Sie den Körper bewegen. Wenn Sie wollen, können Sie aufstehen und sich in eine aktive Yoga-Haltung versetzen. Sie können auch mit kräftigen Schritten auf der Stelle oder im Raum umher gehen. Oder Sie legen einen Lieblingssong auf und tanzen dazu. Erhöhen Sie Ihre Herzfrequenz so stark, daß Sie schneller atmen müssen, um die Bewegungen ausführen zu können. Wenn Sie Angst bekommen oder andere belastende Empfindungen erleben, können Sie sich in Ihrer Umgebung umschauen und sich vergegenwärtigen, daß Sie momentan in Sicherheit sind. Beginnen Sie schließlich mit der Erforschung der *achtsamen Immobilisierung*, indem Sie entweder im Sitzen oder im Liegen in den Ruhezustand zurückkehren. Sie können auch erforschen, wie es für Sie ist, die Augen zu schließen. Lassen Sie die Herzfrequenz wieder langsamer werden. Lassen Sie das Gewicht Ihres Körpers in Richtung Erde sinken. Fördern Sie lange und tiefe Atemzüge, indem Sie länger ausatmen als einatmen, um eine Entspannungsreaktion hervorzurufen. Lassen Sie sich still werden, und lösen Sie jede unnötige Anspannung in den Muskeln.

Falls Sie irgendwann das Gefühl haben, festzusitzen, kollabiert oder hilflos zu sein, so zeigt das an, daß Sie in eine defensive Immobilisierungsreaktion verfallen sind. In solchen Fällen öffnen Sie am besten die Augen und richten Ihr Gewahrsein wieder auf die äußere Umgebung. Suchen Sie im Raum nach Hinweisen darauf, daß Sie sich in

Sicherheit befinden. Sobald Sie mit einem Gefühl von Sicherheit verbunden sind, können Sie die Augen wieder schließen und versuchen, die Verbindung zur regenerierenden Seite Ihres PNS wiederherzustellen. Schreiben Sie nun Ihre Erlebnisse nieder.

Ich bin in Körper und Geist in der Balance.

Erdung

Wir alle werden von Zeit zu Zeit aus unserem Zentrum gezogen. Die Arbeit, unsere Familie, die Medien und die Nachrichten lenken uns ab. Jeder von uns versinkt nur zu leicht im Morast des Lebens. Stundenlang vor einem Bildschirm zu sitzen und darauf zu starren ist ein Teil des Problems. Ihr Körper wird dann allmählich die Auswirkungen dieser Lebensweise erkennen lassen. Vielleicht fällt Ihnen irgendwann auf, daß Ihr Blick gesenkt ist, Ihr Kopf nach vorn hängt oder Sie die Schultern bis zu den Ohren emporziehen. Diese kollabierte Körperhaltung kann Gefühle wie Depression, Angst, Hilflosigkeit und Überwältigtsein fördern. Falls Sie in der Vergangenheit Traumata erlebt haben, können die genannten täglichen Stressoren Ihre Ressourcen erschöpfen.

Die Praxis der *Erdung*, die der somatischen oder körperbasierten Psychotherapie entstammt, hilft Ihnen, die Verbindung zu Ihrem Zentrum wiederherzustellen. Der Begriff Erdung bezieht sich auf die Fähigkeit, sich hier und jetzt selbst zu spüren. Mit Hilfe Ihres sensorischen Gewahrseins richten Sie die Aufmerksamkeit auf Ihren Körper. Was sehen, hören, riechen, schmecken und berühren Sie? In der Natur können Sie Ihr sensorisches Erleben verstärken, indem Sie mit den Fingerspitzen langsam die Oberfläche eines Felsen abtasten oder den frischen Duft der Borke eines Nadelbaums riechen. Sich zu erden beinhaltet auch, das Gewahrsein auf die Beine und Füße zu richten und so Ihre Verbindung zur Erde zu spüren. Vielleicht erinnern Sie sich noch daran, wie es war, als Sie das letzte Mal die Schuhe ausgezogen hatten und im Gras oder an einem Sandstrand standen. Konnten Sie in dieser Situation die Erde durch Ihre Fußsohlen spüren?

Zeit in der Natur zu verbringen ist eine Möglichkeit, die Erdung zu fördern, denn das Interagieren mit den Elementen wirkt sich nachweislich positiv auf das körperliche, emotionale und soziale Wohl aus. In Japan wird die heilende Wirkung des Aufenthalts in der Natur sogar als eine Art von Naturtherapie anerkannt und *Shinrin-yoku* genannt, was übersetzt »Waldbaden« heißt. Auch die Tradition der amerikanischen Ureinwohner rät uns, »in Schönheit zu gehen«, was bedeutet, daß wir uns mit der Natur in Einklang bringen, um die richtige Art von Beziehung zu unserer Umgebung herzustellen. Auch bei vielen Achtsamkeitsübungen werden wir zu einer Gehmeditation eingeladen, die sich darauf konzentriert, das Gewahrsein auf die Bewegung der Füße zu richten, während diese Kontakt zur Erde herstellen und diesen wieder auflösen.

Man verfängt sich nur zu leicht in Grübeleien über all die Dinge, die man noch erledigen muß, oder über Sorgen. Die Welt der Natur lädt Sie ein, im Hier und Jetzt zu verweilen, Ihre Sinne zu wecken und auf die Details der Welt, die Sie umgibt, zu achten. Vielleicht spüren Sie einen Lufthauch auf Ihrer Haut, oder Sie bemerken die Blütenknospen an den Bäumen oder das zwischen den Zweigen hindurchscheinende gebrochene Licht. Sich in der Natur zu erden kann zu einem spielerischen Austausch werden. Beispielsweise können Sie einen krumm gewachsenen Baum oder einen Vogel, der seine Flügel ausbreitet, nachahmen. Während Ihres Aufenthalts in der Natur fühlten Sie sich erhoben, während Sie in der Schönheit der Welt weilten.

Das Erlebnis der Erdung wird durch das *propriozeptive System* gefördert, das sensorische System des Körpers, das Ihnen ermöglicht, zu spüren, wo im Raum Sie sich befinden. Wir erlernen die Propriozeption in unseren frühesten Beziehungen, in denen wir das erste Mal Vertrauen erleben und uns unterstützt fühlen. Beispielsweise übergibt ein Säugling, der liebevoll gehalten wird, sein Gewicht der Schwerkraft. Ähnlich überantwortet ein Kind, das bei einem Elternteil Trost sucht, sein Gewicht der tröstlichen Umarmung der Arme seines Vaters oder seiner Mutter. Im Grunde ist Erdung ein relationales Erlebnis.

Letztlich lädt die Erdungspraxis Sie dazu ein, Ihren Körper zu spüren, Anspannung zu registrieren und das Gewicht Ihres physischen Körpers der Erde oder der liebevollen Präsenz eines anderen Menschen zu überantworten. Als Ressource für die Genesung von einem Trauma kann Erdung Ihnen helfen, das Gefühl der eigenen Sicherheit wiederherzustellen, sich im gegenwärtigen Augenblick verwurzelt zu fühlen und die Resilienz zu stärken. Die folgenden drei Übungen sollen Ihnen helfen, die Erdung in den Boden, in der Natur und in die Verbindung zu einem anderen Menschen hinein zu erforschen.

24 Sich in den Boden erden

Suchen Sie sich eine sichere, ruhige Umgebung, in der Sie diese Erdungsübung erproben können. Wenn Sie sich dabei wohlfühlen, können Sie die Übung auf dem Boden liegend ausführen. Lassen Sie Ihr Körpergewicht in den Boden unter sich sinken. Beachten Sie, wie es sich anfühlt, sich in diese Unterstützung hinein zu entspannen. Wenn Sie merken, daß Sie gegen das Einsinken in die Unterstützung Widerstand aufbauen, können Sie in eventuelle Muskelverspannungen hinein zu atmen versuchen. Lassen Sie das Gewicht Ihres Körpers schwer auf dem Boden ruhen. Was nehmen Sie während dieser Erdungsübung wahr? Geben Sie allen im Laufe des Prozesses auftauchenden Emotionen Raum.

Ich bin geerdet. Ich bin mit meinem Zentrum verbunden.

25 Sich in der Natur erden

In dieser Übung erforschen Sie, wie Sie sich in der Natur erden können. Wenn Sie sich dabei wohlfühlen, können Sie die Schuhe ausziehen und herausfinden, wie es sich anfühlt, die Füße auf das Gras oder auf die nackte Erde zu setzen. Spüren Sie Ihre Fußsohlen. Nehmen Sie sich Zeit, um in den Zustand der Präsenz zu gelangen. Wecken Sie Ihre Sinne, indem Sie die Einzelheiten dessen genießen, was Sie sehen, hören und riechen. Vielleicht üben Sie sich auch darin, die Knie beim Gehen nicht zu blockieren. Fokussieren Sie beim Gehen auf die Empfindungen bei jedem Schritt, die durch das Heben und Senken der Füße verursacht werden. Schaffen Sie es, mit Ihren Emotionen und Empfindungen verbunden zu bleiben, während Sie sich bewegen? Falls Sie das Gefühl haben, die Verbindung zu verlieren, sollten Sie Ihre Aktivität verlangsamen und still zu sich selbst zurückkehren. Atmen Sie nach Abschluß der Übung tief, und spüren Sie der Wirkung der Übung auf Ihren Körper und Geist nach. Nehmen Sie sich anschließend ein wenig Zeit für Notizen über das Erlebte.

Ich bin mit der Erde verbunden.
Jeder meiner Schritte versetzt mich in den Zustand der Präsenz.

26 Sich in einer Beziehung erden

Sie können auch im Kontakt mit einer anderen Person, bei der Sie sich sicher fühlen, mit der Erdung experimentieren. Finden Sie heraus, wie es sich anfühlt, sich dem Kontakt zu überantworten, indem Sie die andere Person bitten, sanft Ihre Hand, Ihren Arm oder Ihren Kopf abzustützen. Vielleicht bemerken Sie zunächst, daß Sie den Atem anhalten oder die Verbindung zu Ihren Empfindungen verlieren. Spüren Sie immer noch Ihren Körper, während Sie mit der anderen Person in Kontakt sind? Halten Sie den Atem an? Verlieren Sie sich? Falls Sie die Verbindung zu Ihren Empfindungen verlieren, können Sie mit Ihrem Partner vereinbaren, daß Sie den Kontakt zu ihm unterbrechen und zunächst versuchen, zu sich selbst zurückzufinden. Mit ein wenig Übung können Sie die Fähigkeit entwickeln, mit Ihrem Zentrum verbunden zu bleiben, während Sie mit einem anderen Menschen in Kontakt sind. Verwenden Sie ein wenig Zeit darauf, um etwas darüber zu schreiben, was Sie erlebt haben.

Ich bin mit meinem Zentrum verbunden, während ich in einer Beziehung zu einem anderen Menschen in Kontakt trete.

Arbeiten Sie an Ihren Grenzen

Sich um einen anderen Menschen zu kümmern und dabei die eigenen Bedürfnisse zu ignorieren, erzeugt Groll und das Gefühl, ein Märtyrer zu sein. Sich zu überfordern und sich zu immer neuen Leistungen anzutreiben, obwohl man sich eigentlich ausruhen müßte, kann zu Erschöpfung führen. Wenn Sie Ihre persönlichen Grenzen ignorieren, können Sie sich in einem Zustand der Verwirrung verfangen. *Grenzen helfen uns zu erkennen, was wir können und nicht können; ohne sie wird es schwer zu spüren, wo wir anfangen und enden.* Grenzen helfen auch, mit anderen in der Welt über die eigenen Bedürfnisse zu verhandeln. Wenn Sie für sich selbst adäquate Grenzen definiert haben, bitten Sie eher um das, was Sie wollen, und Sie verteidigen Ihre Grenzen, wenn sich etwas nicht »richtig« anfühlt.

Grenzen zu setzen lernen wir in der Kindheit. Wenn Sie in einer Familie aufgewachsen sind, in der Ihre Privatsphäre nicht respektiert wurde und Ihre Grenzen ständig überschritten wurden, definieren Sie im Erwachsenenalter in Ihren Beziehungen wahrscheinlich sehr starre Grenzen. Sind Sie in Ihrer Kindheit hingegen vernachlässigt oder gar im Stich gelassen worden, fällt es Ihnen heute wahrscheinlich wesentlich schwerer, Grenzen zu setzen. Sie akzeptieren dann möglicherweise alles, was Ihnen begegnet, weil Sie nicht darauf vertrauen, daß andere sich Ihnen gegenüber stets fürsorglich und verläßlich verhalten werden. Vielleicht beobachten Sie bei sich auch die Tendenz, Ihre eigenen Grenzen zu ignorieren, weil Sie fürchten, andere könnten Sie zurückweisen, wenn Sie für sich selbst sorgen würden. In jedem der beschriebenen Fälle könnten Sie eine starke Fokussierung auf die Emotionen oder Bedürfnisse der Menschen in Ihrer Umgebung entwickeln, um Ihre eigene Sicherheit zu gewährleisten.

Falls Sie Ihre Grenzen seit vielen Jahren mißachtet haben, wirken die Bedürfnisse, die Sie in Beziehungen verspüren, möglicherweise verwirrend auf Sie. Wenn Sie adäquate Grenzen wiederherstellen wollen, müssen Sie auf Ihren Körper achten. Gehen Sie ruhig an die Sache heran, damit Sie die Feinheiten Ihrer körperlichen Empfindungen und Ihrer Atmung wahrnehmen können. Wenn Sie so auf Ihre Empfindungen achten, erkennen Sie möglicherweise die somatischen Signale, die auf Muster der Selbstüberforderung oder starren Selbstschutzes hinweisen. Vielleicht spüren Sie Anspannung im Zwerchfell, Wärme in den Händen oder einen Knoten in der Kehle. Hören Sie genau hin, und finden Sie heraus, wie Ihr Körper ein Ja oder ein Nein zum Ausdruck bringt. Nehmen Sie sich fest vor, Ihre Grenzen fortan ernst zu nehmen, auch wenn andere wegen Ihrer Entscheidung enttäuscht sind. Dies mag anfangs schwierig sein, doch während Sie sich die Zeit nehmen, angemessenere Grenzen festzulegen, sollten Sie darauf achten, ob Sie sich vom Zustand der Verwirrung in Richtung eines Zustandes der Klarheit bewegen. Vielleicht fühlen Sie sich mental ein wenig frischer, emotional leichter oder physisch geerdeter.

27 Körperliches Gewahrsein der eigenen Grenzen

Denken Sie ein wenig über Ihre Grenzen nach. Neigen Sie dazu, feste oder sogar starre Grenzen aufrechtzuerhalten? Tendieren Sie zum Überstrapazieren Ihrer Möglichkeiten? Welches Feedback gibt Ihnen Ihr Körper, wenn Sie zu etwas »ja« oder »nein« sagen müssen? Fällt es Ihnen schwer, das herauszufinden? Nehmen Sie sich für diese Übung ein wenig Zeit. Erforschen Sie mehrere Situationen oder Entscheidungen, mit denen Sie im Leben konfrontiert wurden. Sie können es mit einfachen Entscheidungen ausprobieren, beispielsweise mit der Frage, was Sie am Abend essen oder welchen Film Sie anschauen wollen. Wie beantwortet Ihr Körper solche Fragen? Oder Sie untersuchen Ihre Grenzen im interpersonalen Kontakt. Fällt es Ihnen bei bestimmten Menschen schwerer, für die Erfüllung Ihrer Bedürfnisse einzutreten? Können Sie sich jemanden vorstellen, der Sie wegen Ihrer Fähigkeit, Ihre Grenzen zu verteidigen, bewundert? Achten Sie darauf, wie Sie sich in Ihrem Körper fühlen, wenn Sie um etwas bitten, das Sie in diesen unterschiedlichen Situationen haben wollen. Beschreiben Sie im folgenden Ihre Erlebnisse.

____

____

____

____

____

____

____

____

____

____

____

____

Ich erkenne meine Grenzen an und würdige sie.

Verletzlichkeit ist Stärke

Manchmal fühlt sich das menschliche Leben überwältigend an. Dann möchten Sie sich vielleicht zurückziehen, sich verstecken oder die Tür hinter sich schließen. Sie haben das Gefühl, für diese Welt zu sensibel zu sein. Sie legen sich ein »dickes Fell« zu oder tun so, als wäre alles in bester Ordnung, obwohl Sie sich entsetzlich fühlen. Vielleicht verbergen Sie Ihre Bedürfnisse oder Emotionen hinter einer Maske oder Mauer, die Ihnen ein falsches Gefühl eigener Stärke vermittelt. Vielleicht isolieren Sie sich weiter, obwohl Sie sich verbunden fühlen wollen. Wenn Sie schon lange so leben, kann es sich anfühlen, als würden Sie entlarvt, wenn Sie jemanden an sich heranlassen. Wenn Sie dann zulassen, daß Sie sichtbar werden, können Sie sich sehr verletzlich fühlen.

Die Überzeugung, daß es richtig ist, stark zu sein, eignen wir uns oft in der Kindheit an, wenn wohlmeinende Eltern den Schmerz eines Kindes kleinzureden oder völlig abzutun versuchen. Jungen hören dann: »Jungen weinen nicht« und: »Sei kein Weichei.« Und Mädchen sagt man: »Mach nicht so ein Drama« oder »Hör auf, so übertrieben stark zu reagieren«. Versuchen Eltern, den Schmerz eines Kindes auf diese Weise herunterzuspielen, lernt das Kind: »Ich muß stark sein, weil du mit meinem Schmerz nicht fertig wirst.« Wenn Sie solche Erlebnisse in Ihrer Kindheit immer wieder hatten, haben Sie vielleicht gelernt, Ihre Gefühle grundsätzlich für sich zu behalten und »ein gutes Kind« zu sein, um »das Boot nicht zum Kentern zu bringen«. Solche frühen Botschaften verwandeln sich später in verinnerlichte Überzeugungen, die wieder zutage treten, wenn Sie als Erwachsene mit schwierigen Situationen konfrontiert werden.

Sie brauchen andere Menschen nicht zu schützen, indem Sie »sich zusammenreißen«. Wenn Sie anderen zeigen, wie Sie sich wirklich fühlen, ermöglicht das den Betreffenden, Sie zu unterstützen. Außerdem erfordert die Arbeit an einem Trauma ohnehin, daß Sie Ihre Emotionen spüren. Mit offenem Herzen in der Welt zu leben bedeutet, daß Sie Ihre Unschuld zurückerlangen. Wie ein sensibles und sanftmütiges Kind vermag dieses offene Herz alles und alle ohne jedes Urteil zu sehen. Es gibt zweifellos Situationen, in denen Sie sich nach innen zurückziehen müssen, weil es für Sie zu schmerzhaft ist, in Gegenwart anderer so offen zu sein. Aber statt sich vollständig zu verschließen, können Sie sich auch ein wenig Zeit nehmen, um zu erforschen, was Sie brauchen, um Ihr Herz wieder öffnen zu können. Sie können darauf zu vertrauen lernen, daß es immer einen Lichtschimmer gibt, wenn Sie in der Dunkelheit reisen. Hören Sie sich selbst zu, um herauszufinden, wann es für Sie an der Zeit ist, sich anderen wieder zu öffnen. Aus dem Versteck hervorzukommen kostet Zeit. Würdigen Sie, wenn Sie dazu bereit sind.

Weil immer die Gefahr besteht, daß Sie zurückgewiesen werden, wenn Sie sich entschließen, wieder aufzutauchen und zu anderen in Kontakt zu treten, können Sie Ihre verletzlichen Emotionen zunächst im Beisein einer kleinen Gruppe speziell von Ihnen ausgewählter Menschen ausdrücken – vor Menschen, deren Blick von Akzeptieren und Mitgefühl geprägt ist. Statt sich jemandem zu öffnen, der kritisch ist oder nicht bereit, sich selbst als verletzlich zu zeigen, können Sie sich dafür entscheiden, dies mit einem Therapeuten oder einem Menschen durchzustehen, der seine eigene authentische Präsenz mutig zum Ausdruck bringt. Falls Sie immer noch der Meinung sind, jemand kritisiere Sie oder respektiere Sie nicht, sollten Sie dieses Verhalten nicht persönlich nehmen. Sie können darauf vertrauen, daß Reaktionen dieser Art Ihnen mehr Informationen über die andere Person als über sich selbst liefern.

Denken Sie stets daran, daß es eine sehr effektive Übung ist, sich anderen Menschen authentisch mitzuteilen. Vom Herzen her zu kommunizieren ist eine Entscheidung, die Ihnen niemand abnehmen kann, und ein Akt des Mutes. Es ist allein Ihre Sache, wie schnell Sie sich öffnen wollen. Sie brauchen es erst zu tun, wenn Sie sich dazu bereit fühlen. Diese Reise ist nicht nur der Mühe wert, sie wirkt auch sehr befreiend. Irgendwann werden Sie vielleicht feststellen, daß Ihre Sensibilität ein Geschenk und Ihre Verletzlichkeit eine Stärke ist.

28 Authentizität annehmen

Nehmen Sie sich ein wenig Zeit, um etwas über Ihre Erlebnisse bei dem Bemühen, sich offen und authentisch auszudrücken, zu schreiben. Welche positiven oder negativen Botschaften haben Ihnen Ihre Eltern in Ihrer Kindheit bezüglich Ihrer Emotionen übermittelt? Hatten Sie das Gefühl, daß jemand für Sie da war, wenn Sie traurig waren, oder fühlten Sie sich zurückgewiesen und einsam? Erinnern Sie sich an Situationen in Ihrem Erwachsenenleben, in denen Sie sich verletzt fühlten, nachdem Sie Ihre wahren Gefühle offenbart hatten? Und können Sie sich an Situationen erinnern, in denen Ihre Gefühle von einem anderen Menschen herzlich aufgenommen wurden?

Wie haben sich diese positiven und negativen Botschaften und Erlebnisse auf Ihre heutige Art, sich anderen mitzuteilen (oder nicht mitteilen), ausgewirkt? Inwiefern könnten Sie andere Menschen unnötigerweise davor zu schützen versuchen, Ihre wahren Empfindungen und Emotionen kennenzulernen? Welche positiven Botschaften würden Sie sich heute gern bezogen auf das authentische Mitteilen Ihrer Gedanken und Gefühle übermitteln? Sie können eine kluge Entscheidung treffen, indem Sie Ihre Verletzlichkeit anderen Menschen, die Sie *so, wie Sie sind*, akzeptieren, offenbaren.

Ich kann meine Fähigkeit, meine Verletzlichkeit zu akzeptieren, stärken.
Meine Verletzlichkeit ist eine Stärke.

Manche Tage sind eben so

Wachstum verläuft nicht linear. Wir können das bei Kindern beobachten, die einen Wachstumsschub erleben. Gewöhnlich werden sie in solchen Phasen unbeholfen und bewegen sich unkoordiniert, während für sie körperlich und geistig ein neuer Lebensabschnitt beginnt. Außerdem erfordert jede Phase der Entwicklung die Aneignung neuer Informationen. Manchmal kämpfen wir in solchen Fällen mit Anteilen von uns, die Angst vor möglichen Veränderungen haben. Wir entdecken dann unter Umständen, daß wir über alte Gewohnheiten oder Beziehungen hinauswachsen, aber fürchten, uns davon zu lösen, weil wir uns bei dem, was wir schon so lange kennen, sicher fühlen.

In einem Kinderbuchklassiker, *Alexander und der mistige Tag* (Viorst 1975), lernen wir einen Jungen kennen, der einen Tag erlebt, an dem alles schiefgeht. Welches Kind könnte mit solch einem Buch nichts anfangen? Es kann tröstlich sein, zu wissen, daß auch andere Menschen unangenehme Tage erleben, ganz gleich, wie alt wir sein mögen. Wir alle haben unsere »Alexander«-Augenblicke. Dazu zählen beispielsweise Tage, an denen Sie nicht pünktlich zu einem Termin kommen, weil Sie irgendwo im Stau steckenbleiben. Später zu Hause lassen Sie beim Kochen einen Teller fallen, der auf dem Küchenboden zerspringt. In einem Augenblick tiefer Frustration gehen Sie dann auf Ihren Ehepartner, Ihr Kind oder ein Haustier los. Und schließlich gönnen Sie sich völlig erschöpft eine riesige Portion Eiscreme, um mit all den schrecklichen Erlebnissen im Laufe des Tages irgendwie fertig zu werden.

Falls Sie in der Vergangenheit ein schweres Trauma erlebt haben, können Ihnen solche »Alexander«-Augenblicke ganz besonders zu schaffen machen. Ein schlechter Tag kann Menschen in Panik versetzen und zur Folge haben, daß sie sich danach tage- oder sogar wochenlang erschöpft fühlen. Es kann sein, daß sie sich dann so fühlen, als gehe es ihnen immer schlechter statt allmählich wieder besser oder als wären alle Bemühungen um Heilung vergeblich. *Sie müssen sich darüber im klaren sein, daß Sie Situationen erleben werden, in denen sich nichts zu Ihren Gunsten zu entwickeln scheint – und daß das kein Zeichen für Versagen ist.*

Entwicklung ähnelt oft einer Folge von Regressionen in alte Muster und von Progressionen in neue Fertigkeiten und Selbstentdeckungen. Zeitspannen zu erleben, in denen wir uns nicht stark, kompetent, ressourcenreich oder resilient fühlen, ist normal. Wachstum und Entwicklung finden nicht in unseren perfekten Augenblicken statt. Niemand fühlt sich gern unbehaglich, abgelenkt, chaotisch oder »durchgedreht«, doch wir entwickeln uns weiter, indem wir unsere menschliche Unvollkommenheit demütig anerkennen und unsere Unsicherheit mit Hilfe von Selbstmitgefühl ertragen. Wir werden in unserem Leben viele Gelegenheiten haben, jene Wahrheit, die Alexander kennenlernt, anzuerkennen: »Manche Tage sind eben so«, und morgen ist ein neuer Tag.

29 Sich selbst akzeptieren

Nehmen Sie sich ein wenig Zeit, um festzustellen, ob Sie zu unangemessener Härte sich selbst gegenüber neigen, wenn Sie sich unbeholfen verhalten oder Fehler gemacht haben. Beschreiben Sie, wie es sich anfühlt, sich selbst gegenüber gütig und sanft zu sein. Was fällt Ihnen in Ihrem Geist und Körper auf? Hilft Ihnen eine gütige Haltung, schwierige Tage liebevoll zu akzeptieren? Die Art, wie Sie gestern waren, muß nicht auch charakterisieren, wie Sie heute sind. Zu den Entscheidungen, die Ihre Gesundheit und Ihr Wohlbefinden unterstützen, können Sie immer wieder zurückkehren. Sie dürfen sich verändern, sich weiterentwickeln und Ihre Möglichkeiten optimal nutzen.

Ich kann meine Fähigkeit, mich selbst zu akzeptieren, stärken, um auch mit den schwierigen Augenblicken in meinem Leben fertig zu werden.

Das Rezept für Resilienz

Belastende Erlebnisse und schmerzliche Verluste können uns alle destabilisieren. Dies gilt sowohl, wenn wir selbst ein Trauma erlebt haben, als auch, wenn uns die Nachrichten über ein traumatisches Ereignis informiert haben. Falls Sie in der Vergangenheit selbst Traumata erlebt haben, kann schon das Mitansehen eines traumatischen Erlebnisses eines anderen Menschen Gefühle der Hilflosigkeit oder Verzweiflung hervorrufen, insbesondere wenn solch eine Situation Erinnerungen aktiviert. Manchmal fühlen wir uns bedroht, obwohl wir in Sicherheit sind. Möglicherweise malen wir uns in solchen Fällen das Schlimmstmögliche aus.

Falls es Ihnen so ergangen ist oder noch ergeht, sollten Sie an der Entwicklung von Ressourcen arbeiten, die Ihre Resilienz fördern, und Sie sollten der Selbstfürsorge Priorität einräumen. Sie können Ihre Resilienz durch Verhaltensweisen stärken, die Tag für Tag Ihre körperliche, mentale, emotionale, soziale und spirituelle Gesundheit fördern. Zwar hatten Sie keinen Einfluß darauf, was während des traumatischen Ereignisses geschah, doch beinhaltet Resilienz das Wissen, daß es in Ihrem Leben immer noch Dinge gibt, die Sie beeinflussen können. Erforschen Sie, welche Entscheidungen, die Sie täglich treffen können, Ihr Wohlbefinden unterstützen und Anspannung und Streß verringern. Zwar können Sie auf diese Weise nicht zwingend äußere Gefahren oder Trigger auflösen, aber Sie können erreichen, daß Sie mit Ihrer Resilienz verbunden bleiben.

Sie können Ihre körperliche Resilienz stärken, indem Sie sich darum kümmern, daß die Bedürfnisse Ihres Körpers erfüllt werden – was unter anderem beinhaltet, daß Sie lange genug schlafen, sich ausgewogen ernähren und regelmäßig Ihren Körper trainieren. Insbesondere Körpertraining führt zu einem natürlichen Energieschub, der durch Ausschüttung von Endrophinen, Serotonin und Norepinephrin die Stimmung verbessert. Die körperliche Resilienz profitiert auch von der Gesunderhaltung Ihres Verdauungssystems. Ihr Darm beherbergt ein spezielles Nervensystem (auch Bauchgehirn genannt), für welches das sogenannte *Mikrobiom* (die natürliche Darmflora) eine wichtige Rolle spielt. Dieses Ökosystem besteht aus Hunderten von Spezies förderlicher und schädlicher Darmbakterien. Eine Störung dieser Flora kann im Immunsystem eine Entzündungsreaktion verursachen und viele beeinträchtigende Symptome hervorrufen, unter anderem Angst und Depression. Sie können etwas für die Gesunderhaltung Ihres Mikrobioms tun, indem Sie Ihren Zuckerkonsum reduzieren, sich auf eventuelle Nahrungsmittelunverträglichkeiten untersuchen lassen und täglich Zeit für Entspannung reservieren, da Streß die Verdauungsfunktion beeinträchtigt.

Ihre mentale und emotionale Resilienz können Sie stärken, indem Sie sich eine Geisteshaltung zu eigen machen, die anerkennt, daß Sie sich auch bei Konfrontationen mit problematischen Situationen weiterentwickeln können. Sie müssen erkennen, daß Sie Ihr Herz für Liebe offen halten können, statt es der Furcht und dem Haß zu überlassen. Wenn etwas für Sie Problematisches passiert, kann das bei Ihnen die Sorge wecken, daß noch etwas anderes für Sie Schwieriges passieren könnte. Und dies kann Sie in eine ganze Kette von Erinnerungen an ähnlich problematische Erlebnisse verstricken (Korb 2015/2016). So entsteht eine abwärts führende Spirale, was teilweise mit der Art zusammenhängt, wie zustandsabhängige Erinnerungen im Gehirn gespeichert und später abgerufen werden. Problematische Erinnerungen, die uns traurig stimmen, werden bei uns eher abgerufen, wenn wir uns ohnehin traurig fühlen. Wir können zustandsabhängige Erinnerungen aber auch zu unserem Vorteil nutzen. Auch positive Emotionen, Empfindungen und Erinnerungen sind miteinander verbunden. Wenn wir unseren Geist auf die Erinnerung an Situationen richten, in denen wir uns glücklich, stark oder friedlich fühlten, können wir dadurch Erinnerungen an andere positive Erlebnisse abrufen. Außerdem können wir nach Anzeichen für Mut und Stärke in unserem Inneren und in der Umgebung Ausschau halten. Ebenso wie die sogenannte indirekte Traumatisierung ist auch die indirekte Resilienz ein sehr reales Phänomen. Menschen können einander inspirieren und sich so von einer Traumatisierung erholen.

Ihre soziale Resilienz können Sie stärken, indem Sie mit anderen Menschen verbunden bleiben, statt sich zu isolieren. Es ist wichtig, im Gemeinschaftsleben aktiv zu bleiben und am Aufbau und an der Erhaltung eines sozialen Umfeldes zu arbeiten. Dies kann bedeuten, daß Sie andere um Hilfe bitten oder selbst anderen helfen, denn wir alle brauchen Menschen, die uns helfen, uns zu heilen, wenn wir unter unserem gebrochenen Herzen leiden. Das ist nicht nur eine Metapher. Positive soziale Bezüge wirken erwiesenermaßen auf den körperlichen Gesundheitszustand, insbesondere auf die Gesundheit des Herz-Kreislauf-Systems. Außerdem können positive soziale Interaktionen mit körperlicher Berührung verbunden sein. Beispielsweise verstärken Umarmungen die Ausschüttung der natürlichen »Wohlfühl«-Chemikalien Oxytocin und Serotonin, was nicht nur stabilisierend auf die Stimmung wirkt, sondern auch die Fähigkeit fördert, zu anderen Menschen Verbindungen aufzubauen.

Und schließlich trägt die spirituelle Resilienz dazu bei, in schwierigen Lebenssituationen ein Gefühl der Hoffnung aufrecht zu erhalten. Eine starke spirituelle Orientierung fördert die Zufriedenheit mit dem eigenen Leben, verringert Depression und verbessert außerdem die körperliche Gesundheit, etwa in Form der Linderung chronischer Schmerzen und besserer Heilungschancen bei Krebs. Spiritualität kann zwar beinhalten, daß Menschen einem religiösen Glauben anhängen, doch zielt sie in erster Linie auf die Suche nach einem persönlichen Sinn. Diesen können Sie finden, indem Sie sich einer religiösen Gemeinschaft anschließen, indem Sie beten, meditieren, Yoga üben oder Zeit in der Natur verbringen. Ein Sinngefühl hilft, problematische Erlebnisse in einen umfassenderen Kontext zu stellen – was es leichter macht, die Motivation aufrechtzuerhalten, Ihre Ziele zu verfolgen, statt in Hoffnungslosigkeit zu versinken. Außerdem fördert eine spirituelle Perspektive die Empathie und die Fähigkeit zu vergeben. In Kapitel 4 werden Sie dazu angeleitet, Ihre eigene spirituelle Perspektive zu entwickeln.

Zwar mögen die einzelnen Schritte, die mit Resilienz in Verbindung gebracht werden, als klein erscheinen, doch summieren sie sich und helfen Ihnen letztlich, sich stark, entspannt, kompetent und mit anderen verbundener zu fühlen. Insgesamt demonstrieren sie Ihre Bereitschaft, sich für sich selbst und eine positive Zukunft zu engagieren. Im eigenen Leben aktiv zu bleiben ist ein Ausdruck von Mut, insbesondere wenn Ihnen klar ist, daß Sie Verluste erleiden können und auch ganz sicher werden. Ich lade Sie deshalb ein, Ihren eigenen, personalisierten Weg zur Stärkung Ihrer Resilienz zu entwickeln: ein Rezept, das Ihnen hilft, zu Ihrer Stärke, Weisheit und Fähigkeit, ein sinnvolles Leben zu führen, in Kontakt zu treten.

30 Entwickeln Sie Ihr persönliches Rezept für Resilienz

Welche Entscheidungen, die Sie jetzt in Ihrem Leben treffen können, würden Ihr Gefühl, Einfluß auf Ihre Situation zu haben, verstärken? Erstellen Sie eine Liste von Aktivitäten, die Ihre physische, mentale, emotionale, soziale und spirituelle Gesundheit unterstützen. Welche Aktivitäten könnten Ihre Isolation verringern und Ihnen ein Gefühl stärkerer Verbundenheit mit Ihrer Gemeinschaft vermitteln? Da Sie wahrscheinlich Aktivitäten bevorzugen werden, die Ihnen Freude machen, sollten Sie sich auf Möglichkeiten konzentrieren, die Ihrer Gesundheit zugute kommen und Ihnen gleichzeitig Freude machen. Sie können beispielsweise ein Dankbarkeitsjournal führen, im Zustand der Achtsamkeit spazieren gehen, Yoga-Übungen ausführen, sich eine Massage geben lassen, eine Tasse Tee trinken, zur Kirche gehen, beten, meditieren, einen Freund anrufen oder im Fitneß-Studio trainieren. Erforschen Sie die subtilen Möglichkeiten, Ihren Körper so zu bewegen, daß Anspannung und Streß aufgelöst werden. Experimentieren Sie mit der Entwicklung einer Lebensweise, die Sie in Ihrem Bemühen fördert, zu lernen, sich weiterzuentwickeln und Ihr Potential auszuschöpfen. Entwickeln Sie so Ihr persönliches Rezept für Resilienz. Notieren Sie im folgenden die Liste, die Sie zusammengestellt haben. Und denken Sie daran, daß Sie die Übung jederzeit wieder aufgreifen und Ihre Liste ergänzen können, wenn Sie weitere Verhaltensweisen entdecken, die Ihre Entwicklung unterstützen.

Jeder Tag gibt mir Gelegenheit, mich Aktivitäten zu widmen, die meine physische, mentale, emotionale, soziale und spirituelle Resilienz stärken.

Rückblick auf das Kapitel

Reflektieren Sie am Ende dieses Kapitels ein wenig über das, was Sie mit den darin beschriebenen Übungen erlebt haben. Diese sollten Sie dazu anregen, über Ihre Vergangenheit nachzudenken und eine Vision für Ihre Zukunft zu entwickeln. Sie haben sich bemüht, Ihr eigenes Tempo für die Transformationsarbeit zu finden, und Sie haben Ressourcen entdeckt, die Ihnen beim Umgang mit problematischen Gedanken, Gefühlen und Erinnerungen helfen sollen. Außerdem haben Sie Werkzeuge kennengelernt, die der Verstärkung der Verkörperung, der Unterstützung der Erdung, der Stärkung Ihrer Grenzen und der Regulation Ihres Nervensystems dienen. Vielleicht haben Sie auch damit begonnen, sich von der Panzerung zu befreien, die Sie einmal brauchten, um sich zu schützen und Ihr Überleben zu sichern. Außerdem wurde Ihnen empfohlen, insbesondere an Tagen, an denen Sie sich nicht stark fühlen, Ihr Selbstmitgefühl zu stärken. Und schließlich haben Sie an der Entwicklung Ihres persönlichen Rezepts für Resilienz gearbeitet, indem Sie eine individuelle Liste von Verhaltensweisen, die Ihr Wohlbefinden stärken, zusammengestellt haben.

Alle diese Übungen zielen darauf, die Voraussetzungen für die Entwicklung von Resilienz zu verbessern und Sie auf die nächste Phase Ihrer Heilungsreise vorzubereiten. Kapitel 3 gibt Ihnen die Möglichkeit, tiefer in die transformierende Arbeit der Traumaheilung einzutreten. Denken Sie stets daran, daß es keine einzig »richtige« Art des Umgangs mit diesem Buch gibt – die persönliche Entwicklung verläuft nicht linear. Beim Durcharbeiten des Buches können Sie nötigenfalls die Verbindung zu Ihren Ressourcen wiederherstellen, indem Sie zu den in diesem Kapitel erläuterten Übungen zurückkehren. Ihre Ressourcen sind die Grundlage für Ihre Weiterentwicklung.

Rückblick auf das Kapitel

Schauen Sie sich Ihre Antworten auf die Selbstreflexionsübungen in diesem Kapitel noch einmal an. Was haben Sie über sich selbst herausgefunden? Welche Übungen haben bei Ihnen die besten Resultate erzielt? Gab es unter diesen einige, die Sie gern weiter erforschen würden, während Sie sich dem nächsten Kapitel zuwenden?

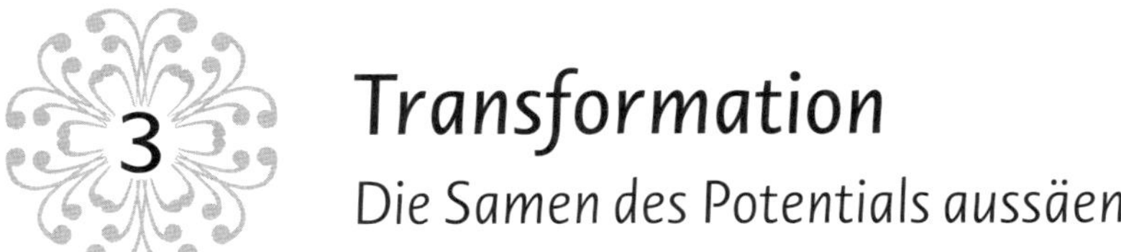

3 Transformation

Die Samen des Potentials aussäen

Nachdem Sie eine Anzahl innerer und äußerer Ressourcen entwickelt haben, werden Sie sich in diesem Kapitel direkter mit dem durch Traumata und Verluste verursachten Schmerz auseinandersetzen. Die im folgenden vorgestellten Übungen vertiefen Ihre Selbstentdeckungsreise, indem sie Sie dazu anleiten, Ihre Toleranz gegenüber Unbehagen zu vergrößern und die Nachwirkungen traumatischer Ereignisse zu neutralisieren. Denken Sie daran, daß viele Menschen den Aufruf zum Antritt der Heldenreise zurückweisen. Verfügen Sie jedoch über Ressourcen, die Ihnen das Gefühl geben, unterstützt zu werden und geerdet zu sein, kann Ihnen das ermöglichen, Ihrem Pfad weiter zu folgen. Sie können die in diesem Kapitel vorgestellten Übungen zwar allein ausprobieren, sollten aber bedenken, daß die Unterstützung durch einen Therapeuten empfohlen wird.

Expansion und Kontraktion

Im vorigen Kapitel ging es um die Entwicklung von Ressourcen, die Ihnen helfen sollen, sich geerdet, sicher und ruhig zu fühlen. Diese Fertigkeiten helfen Ihnen, innerhalb Ihres persönlichen »Toleranzfensters« zu bleiben. Der Autor und Traumaexperte Daniel Siegel (1999/2006) bezeichnet das Toleranzfenster als eine Zone optimalen Arousals, die Körper und Geist einschließt. Wenn Sie sich im Bereich Ihres Toleranzfensters befinden, können Sie besser auf Ihre emotionalen und physischen Bedürfnisse eingehen. Die Heilung eines Traumas beinhaltet die Stärkung der Streßtoleranz, wodurch Sie in die Lage versetzt werden, stärkeres Unbehagen zu ertragen und Ihr Toleranzfenster nach und nach zu vergrößern.

Im Bereich oberhalb Ihres Toleranzfensters befinden Sie sich in einem Hyperarousal-Zustand. Sie haben dann möglicherweise Angst und sind zittrig, rastlos oder reizbar. Unterhalb Ihres Toleranzfensters hingegen befinden Sie sich in einem Hypoarousal-Zustand und fühlen sich depressiv, lethargisch, kraftlos oder müde. Alle diese Empfindungen und Emotionen sind mehr oder minder stark bei uns allen zu finden. *Es mag verlockend sein, sich von unangenehmen Gefühlen zu distanzieren, doch geht es in dieser Phase der Arbeit darum, sich dem Unbehagen auszusetzen – ein größeres Spektrum von Arousal-Zuständen zu ertragen.*

Durch entsprechende Übung können Sie lernen, zu Ihren belastenden Erlebnissen gleichmütig und mit Selbstmitgefühl in Beziehung zu treten. Gleichmut erfordert, daß Sie Ihre Fähigkeit, präsent zu bleiben und unangenehmen Erlebnissen mit Geduld zu begegnen, verstärken. Vielleicht sind Sie in einem Zustand verstärkten Arousals gefangen und halten sich wie eine verängstigte Katze bereit, in jedem Moment zu springen oder davonzulaufen. Können Sie sich vorstellen, daß Sie diesen Teil von sich mit Hilfe von liebender Güte beruhigen? Vielleicht fühlen Sie sich aber auch wie eine Schildkröte, die sich unter ihren Panzer zurückgezogen hat, um sich zu schützen. Dieser Rückzug mag zu einem bestimmten Zeitpunkt notwendig gewesen sein, um Ihr Überleben zu sichern, doch können Sie sich nun vorsichtig selbst dazu überreden, Ihren Panzer zu verlassen und zu erkennen, daß Sie sich wieder gefahrlos auf die Welt einlassen können.

Wenn Sie mit der transformierenden Arbeit der Traumaheilung beginnen, werden Sie möglicherweise bestimmte Rhythmen der Expansion und Kontraktion bemerken. Vielleicht fällt Ihnen auch auf, daß Sie zu bestimmten Zeiten mehr Energie haben, in solchen Augenblicken aber auch eine gewisse Angst bei Ihnen aufkommt. Andererseits könnten Ihnen auch Situationen auffallen, in denen Sie sich schwer oder müde fühlen. Während Sie Ebbe und Flut Ihrer Energie beobachten, kann das Verfolgen der Rhythmen der Expansion und Kontraktion in der Sie umgebenden Natur nützlich sein. Beispielsweise könnte Ihnen ein Vogel auffallen, der sein Brustgefieder aufplustert und den Schnabel unter den zurückgezogenen Flügeln versteckt. Oder Sie beobachten, wie sich Blüten in der Morgendämmerung öffnen und sich bei Sonnenuntergang wieder schließen. Dieses rhythmische Oszillieren findet in uns und um uns her statt.

Indem Sie Ihren Körper beobachten, können Sie lernen, Ihre Energiemuster zu erkennen und an ihnen zu arbeiten. Fällt Ihnen beispielsweise auf, daß Sie sich müde oder benebelt fühlen, können Sie das Nährende in diesem Zustand annehmen, statt sich auf die Einengung, die Sie darin empfinden, zu fixieren. Dies hilft Ihnen, sich geerdet und entspannt zu fühlen, statt in einen dissoziativen Zustand einzutreten. Sie können aber auch an Situationen arbeiten, in denen Sie Angst haben, indem Sie in Ihre Empfindungen hineinatmen. Dies alles kann Ihnen helfen, Ihre Fähigkeit, spontan und spielerisch zu sein, zu akzeptieren.

Wenn Sie Ihre Beziehung zu Expansion und Kontraktion erforschen, können Sie ein tiefgründiges Paradox entdecken: Es gibt Samen der Expansion, die tief in den engen, angespannten oder eingeschränkten Orten verborgen liegen – *und*, während Sie Ihre äußeren Grenzen erweitern und erforschen, werden Sie bei sich selbst eine natürliche Neigung entdecken, nach Hause zurückzukommen. Mit der Zeit lernen Sie dann, Ihre natürlichen Rhythmen zu würdigen und die positiven Eigenschaften sowohl der Expansion als auch der Kontraktion zu erkennen. Sie können lernen, im Zustand der Expansion freudig zu tanzen und in ruhigen Zeiten friedlich zu ruhen.

31 Erforschen Sie Ihr Toleranzfenster

Diese Übung fordert Sie auf, die Aufmerksamkeit mitfühlend auf Ihre eigenen Muster der Expansion und Kontraktion zu richten. Wir alle erleben manchmal energetische Ungleichgewichtszustände. Fühlen Sie sich gelegentlich ängstlich, nicht geerdet, kribbelig oder nicht mit Ihrem Körper verbunden? Fühlen Sie sich zuweilen hilflos, hoffnungslos, schwer oder depressiv? An welchen emotionalen oder somatischen Signalen erkennen Sie, daß Sie Ihr Toleranzfenster verlassen oder sich in einem Ungleichgewichtszustand verfangen haben? In welchen Zusammenhängen erkennen Sie Formen des gesunden Ausdrucks von Expansion und Kontraktion in Ihrem Leben? Denken Sie ein wenig über Ihre Antworten auf diese Fragen nach, und schreiben Sie diese anschließend auf.

Ich höre meinen Rhythmen der Expansion und Kontraktion zu.
Ich bin mit dem Atem des Universums verbunden.

Auf den Wellen des Wandels surfen

Alle Erlebnisse sind dazu bestimmt, wie Wellen im Meer zu kommen und zu gehen. Sie bauen sich auf, erreichen einen Gipfel und klingen wieder ab. Unsere Emotionen können wir uns als »Energie in Bewegung« *(»energy in motion«)* vorstellen. Sie bauen sich auf, entfalten sich zu voller Stärke und ebben wieder ab. Manchmal blockieren wir emotionale Wellen, bevor Sie am Strand auslaufen. Falls Sie auf diese Weise von Ihren Emotionen abgeschnitten bleiben, sollten Sie sich darüber im klaren sein, daß es Konsequenzen gibt. Sie fühlen sich dann vielleicht erstarrt und eingeschränkt, empfindungstaub oder so, als würden Sie Ihr Leben nur rein mechanisch weiterführen. Es kann auch sein, daß Sie fürchten, von einer riesigen Welle aufgestauter Emotion überspült zu werden.

Zur Blockade emotionaler Wellen kommt es besonders häufig, wenn Menschen ein Trauma erlebt haben. Sie fürchten dann oft, von Erinnerungen, schmerzhaften Gefühlen und damit verbundenen Körperempfindungen überflutet zu werden. Diese Gefühle können mit Ereignissen zusammenhängen, die viele Jahre zurückliegen. Nicht zum Ausdruck gebrachte Emotionen können sich aufstauen und sich in Form physischer Anspannung im Körper bemerkbar machen, was Kopfschmerzen, Verspannungen in den Schultern und Verdauungsprobleme hervorrufen kann. Vielleicht ist Ihnen nicht einmal klar, daß Sie an Ihren Emotionen festhalten, bis Ihr Körper gegen diese rebelliert.

Die Heilung von einem Trauma erfordert, daß Sie Ihre Aktivitäten verlangsamen und sich mit Ihrem Schmerz in einem für Sie erträglichen Tempo befassen. Dazu müssen Sie lernen, in flachem Gewässer zu surfen, um sich auf den Umgang mit höheren Wellen vorzubereiten. Sie befassen sich also mit weniger starken Belastungen oder Verlusten, bevor Sie an Ihren schwersten Traumata und Ihren stärksten Ängsten arbeiten. Beispielsweise könnten Sie sich zunächst mit der Frustration befassen, die Sie bei Ihrer Interaktion mit einem Arbeitskollegen erlebt haben. Sie erforschen in diesem Zusammenhang Möglichkeiten der Verstärkung von Toleranz Ihren Emotionen gegenüber, während Sie sich mit einem weniger komplexen Ereignis auseinandersetzen. Später können Sie sich dann zunehmend belastenderen traumatischen Ereignissen zuwenden. Auf diese Weise zu lernen, sich zu zügeln, ist besonders wichtig, wenn Sie in Ihrer Kindheit wiederholt Mißbrauch, Mißhandlungen oder Vernachlässigung erlebt haben.

Auf den Wellen des Wandels zu reiten bedeutet auch, daß Sie sich von angesammelten emotionalen Belastungen lösen müssen. Natürlich ist das leichter gesagt als getan. Wenn es Ihnen schwerfällt, sich von einer Emotion zu lösen, sollten Sie sich bemühen, sich darüber klar zu werden, *warum* Sie daran festhalten. Sobald Ihnen das Wesen Ihrer emotionalen Belastungen klar geworden ist, fällt es Ihnen leichter, sich davon zu lösen. Beispielsweise könnten Sie Schwierigkeiten haben, sich von Verletzungsgefühlen oder von Groll zu lösen, weil Sie hoffen, daß Ihr Schmerz irgendwann von einem anderen Mitglied Ihrer Familie anerkannt wird. In diesem Fall müssen Sie möglicherweise betrauern, daß die andere Person nicht in der Lage ist, Ihren Schmerz zu erkennen, oder nicht bereit ist, ihn anzuerkennen.

Auf den Wellen des Wandels zu reiten ist nicht immer leicht, doch letztlich erschließt Ihnen dies eine Chance, sich leichter zu fühlen und in Ihrem Körper und Geist ein gestärktes Gefühl der Freiheit zu entdecken. Dadurch wird es für Sie leichter, positive Emotionen wie Freude, Vergnügen, Glück oder Begeisterung zu empfinden. Am wichtigsten jedoch ist, daß dieser Prozeß Ihre authentische Präsenz weckt. Indem Sie sich Ihren Emotionen zuwenden, ermöglichen Sie sich, so zu sein, wie Sie wirklich sind. Sie haben dann nicht mehr das Gefühl, nur rein mechanisch zu leben, sondern leben wieder aus vollem Herzen. Nehmen Sie sich vor, auf den Wellen Ihres inneren Erlebens zu surfen – setzen Sie die Segel, um sich auf eine Reise der Selbstentdeckung zu begeben.

32 Die Toleranz gegenüber Emotionen stärken

Sie können nun eine Achtsamkeitsübung erproben, in der es um das Surfen auf den Wellen des Wandels geht. Achten Sie bei jedem Einatmen auf Ihr inneres Erleben. Welche Emotion oder Empfindung nehmen Sie im Augenblick wahr? Gehen Sie mit dem, was Sie entdecken, wie mit einem kostbaren Geschenk um. Stellen Sie sich das Aufsteigen einer Welle vor, während Sie tief in diesen Augenblick, in dieses Erlebnis hinein atmen. Sie können sich fragen, ob diese Emotion etwas von Ihnen braucht. Wie können Sie in diesem Moment für sich selbst sorgen? Stellen Sie sich bei jedem Ausatmen vor, daß die Welle absinkt, während Sie sich von der Emotion und Empfindung lösen. Wenn es sich für Sie richtig anfühlt, können Sie sich vorstellen, daß Sie dem Universum etwas zurückgeben, das Sie nicht mehr brauchen. Beobachten Sie so lange, wie Sie möchten, das Kommen und Gehen Ihrer inneren Erlebnisse. Schließen Sie die Übung ab, indem Sie sowohl Ihre Bereitschaft weiterzumachen als auch Ihren Mut, sich von etwas zu lösen, würdigen. Nehmen Sie sich nun ein wenig Zeit für Notizen über das Erlebte.

Heute habe ich Gelegenheit, auf den Wellen des Wandels zu surfen. Alle Gedanken, Gefühle und Empfindungen sind dazu bestimmt, zu kommen und zu gehen.

Hindernisse überwinden

Um von Traumata und Verlusten zu genesen, müssen Sie die Kraft finden, Hindernisse zu überwinden. Solch ein Hindernis kann es erforderlich machen, sich mit schmerzhaften Erinnerungen zu konfrontieren, von denen Sie sich lieber fernhalten würden. Hindernisse können auch aktuelle Situationen sein, in denen Sie sich schikaniert, gequält oder mißhandelt fühlen. Vielleicht glauben Sie, keine Wahl zu haben oder nur zwischen verschiedenen Übeln wählen zu können. Sie könnten den Wunsch haben, eine Beziehung zu beenden oder eine Arbeit zu kündigen, weil Sie sich damit unglücklich fühlen, fürchten sich aber davor, wie sich diese Veränderung auf Ihr Leben auswirken könnte. Oder Sie sehnen sich nach tieferen Beziehungen zu anderen Menschen, fürchten aber, Sie könnten überfordert werden oder sich in der ersehnten Situation gefangen fühlen. Manchmal haben Sie vielleicht das Bedürfnis, Ihre Wahrheit zum Ausdruck zu bringen, Sie fürchten aber, daß genau das eine ohnehin schwierige Situation noch unangenehmer macht. All dies sind Beispiele für Double-binds. In Situationen wie der beschriebenen können die Hindernisse, mit denen das Leben Sie konfrontiert, als unüberwindbar erscheinen. Sie können Ihnen das Gefühl geben, Ihrer Macht beraubt, klein oder hilflos zu sein. Sie mögen den Wunsch verspüren aufzugeben, wenn Sie Ihre Situation nicht verändern können.

Besonders verletzlich fühlen Sie sich angesichts solcher Situationen möglicherweise, wenn Sie in Ihrer Kindheit mit den Folgen von Double-binds fertig werden mußten. Diese entstehen, wenn Sie von Ihren Eltern ständig mit widersprüchlichen Botschaften traktiert wurden, beispielsweise wenn ein Elternteil zu Ihnen sagte: »Ich liebe dich«, seine Körpersprache aber Wut oder Abgrenzung ausdrückte. Ein Double-bind kann auch entstehen, wenn ein Elternteil Ihnen sagt, er wolle, daß Sie ausdrücken, was Ihnen wichtig ist, dann aber wütend wird, wenn Sie genau das tun. Oder ein Elternteil sagt Ihnen, er wolle, daß Sie erfolgreich und unabhängig werden, dann aber eifersüchtig oder wütend reagiert, wenn Sie glücklich sind. Noch schlimmer ist es, wenn der Double-bind durch eine Situation entstanden ist, in der Sie sich einem Elternteil gegenüber liebevoll verhalten mußten, der Sie andererseits bedrohte. Wenn Sie die Aufmerksamkeit dann auf derartige schmerzliche und widersprüchliche Botschaften lenken, werden diese oft entweder als unwahr abgetan, oder Sie werden sogar bestraft. Ein häufiges Resultat solcher Vorgänge ist, daß die Betroffenen an Ihrem Realitätssinn zu zweifeln beginnen. Und wenn Sie Ihr Leiden, Ihre Verletztheit oder Ihre Wut auf einen anderen Menschen nicht ausdrücken können, machen Sie sich möglicherweise auch noch selbst Vorwürfe oder glauben, Sie seien das Problem. Am Ende richten Sie Ihre Wut nach innen, also auf sich selbst.

Es bedarf eines fürsorglichen Erwachsenen, der versteht, was in einem Kind vor sich geht, um die Resilienz des Kindes zu fördern (Haggerty et al. 1996). Falls Sie in Ihrer Kindheit nie einen mitfühlenden Menschen an Ihrer Seite hatten, ist es nicht zu spät, diesen Einfluß zu erleben. Wir können an jedem Punkt unseres Lebens erblühen, wenn ein anderer Mensch die Erlebnisse, die einmal Verwirrung und Selbstzweifel in uns hervorgerufen haben, zutiefst würdigt. Achten Sie darauf, wie Sie sich fühlen, wenn jemand Ihre Gefühle abtut, indem er sagt, Sie hätten »sich das alles nur ausgedacht« oder Sie »stellten sich nur das Schlimmstmögliche vor.« Und achten Sie auch darauf, wie Sie sich fühlen, wenn Ihnen ein Mensch zuhört, wenn der Betreffende daran interessiert ist, Ihre Sicht der Dinge zu verstehen, und wenn er bereit ist, Ihre Erlebnisse zu würdigen. In einer validierenden Beziehung wird Ihre Selbstwirksamkeit gestärkt, und das bedeutet, daß Ihr Vertrauen darauf, daß Sie Erfolg haben können, größer wird. Dies wiederum versetzt Sie in die Lage, wichtige oder notwendige Veränderungen vorzunehmen, die sich positiv auf Ihr Leben auswirken.

Befähigung verhilft Ihnen zu der Energie, die Sie brauchen, um die Hindernisse, die Sie in Ihrem Leben zurückhalten, zu überwinden. Dieser Prozeß beinhaltet unter anderem, daß Sie persönliche Verantwortung für Ihre Gedanken, Gefühle und Verhaltensweisen übernehmen. Beispielsweise könnten Sie sich befähigt fühlen, sich mit Ihrer Wut zu konfrontieren, indem Sie diese positiv und produktiv kanalisieren. Um dazu in der Lage zu sein, müssen Sie innehalten und über Ihre Beziehung zur Wut reflektieren. Welche Botschaften hat man Ihnen in Ihrer Kindheit bezüglich der Wut vermittelt? Leugnen Sie Ihre Wut heute, oder drücken Sie sie aus? Oder verlieren Sie die Kontrolle, wenn Sie wütend sind? Am wichtigsten ist die Frage: Was würden Sie heute gern zu sich selbst sagen, wenn Sie sich wütend fühlten? Die Auseinandersetzung mit diesen Fragen kann Ihnen helfen, Hindernisse zu überwinden, indem Sie lernen, Grenzen zu setzen, »nein« zu sagen und sich gegen Rüpel zur Wehr zu setzen.

Andererseits sollte man bedenken, daß sogar besonders starke Menschen manchmal mit großen Hindernissen konfrontiert sind, die sie nicht verändern können, so sehr sie sich auch damit abmühen. Es kann schwierig sein, einen Pfad der Entwicklung zu beschreiten. In solchen Fällen muß man vor allem realistisch bleiben, statt sich Gefühlen der Hilflosigkeit und Verzweiflung hinzugeben. Sie können dies schaffen, indem Sie die Teile Ihres Lebens identifizieren, die Sie beeinflussen oder verändern können, während Sie gleichzeitig die Teile anerkennen, die zu verändern unmöglich ist. Bedenken Sie stets, daß der Weg zur Genesung seine Zeit braucht. Die transformierende Heilungsarbeit setzt eine ähnliche Geisteshaltung voraus, wie ein Marathonläufer sie braucht. Es wird Situationen geben, in denen Sie aufgeben wollen. *Doch durch die Aufrechterhaltung eines verkörperten Empfindens von Bemächtigung können Sie Ihre Macht wieder in Besitz nehmen und die Energie aktivieren, die Sie brauchen, um die Hindernisse in Ihrem Leben zu überwinden.*

33 Entwickeln einer befähigenden Ressource

Nehmen Sie sich ein wenig Zeit, um sich eine Situation vorzustellen, in der Sie sich unterstützt und befähigt fühlten. Vielleicht erinnern Sie sich an eine Situation, in der Sie für sich selbst Position bezogen oder eine Herausforderung überwunden haben. Welche Ressourcen haben Ihnen damals zum Erfolg verholfen? Wer glaubte an Sie, bestätigte Ihre Sicht der Wirklichkeit oder half Ihnen, Ihre Macht zu kontaktieren? Was half Ihnen, zu Ihrem Mut in Verbindung zu treten? Falls Sie Schwierigkeiten haben, sich an eine Situation zu erinnern, in der Sie sich befähigt fühlten, können Sie auch an eine Person denken, die Sie einmal inspiriert hat und die Sie mit einem Gefühl von Macht verbinden. Vielleicht denken Sie an jemanden, der für Rechte gekämpft hat, die auch Ihnen wichtig sind, oder an jemanden, der in Ihren Augen ein Vorbild für die Fähigkeit ist, sich gegen alle Schwierigkeiten zur Wehr zu setzen. Stellen Sie sich jemanden vor, der Veränderungen erreicht hat, die vorher als unerreichbar galten, beispielsweise Martin Luther King Jr., Rosa Parks oder Abraham Lincoln. Diese Menschen erinnern uns daran, daß Hilflosigkeit nur durch Befähigung neutralisiert werden kann.

Denken Sie nun ein wenig über die Situation oder Person nach, die in Ihren Augen Befähigung repräsentiert. Vergegenwärtigen Sie sich, wie Sie sich momentan in Ihrem Körper fühlen. Welche Emotionen spüren Sie? Versuchen Sie, das Gefühl, mit Macht ausgestattet worden zu sein, zu verstärken. Lassen Sie Ihre Atmung und Haltung das Erleben eines Kraftzuwachses zum Ausdruck bringen. Stellen sie sich anschließend eine Herausforderung oder ein Hindernis vor, mit der oder dem Sie sich in Ihrem Leben konfrontiert sehen. Fallen Ihnen in irgendeiner Form Gefühle der Machtlosigkeit oder Hilflosigkeit auf? Fühlen Sie sich in dieser Situation Ihrer Kraft beraubt, oder haben Sie das Gefühl, festzusitzen? Wie empfinden Sie dies in Ihrem Körper?

Versuchen Sie sich nun vorzustellen, daß Sie das verkörperte Gefühl der Befähigung in diese Situation hineinbringen. Können Sie Kontakt zu einem Gefühl der Stärke herstellen, während Sie sich vorstellen, daß Sie mit dieser Herausforderung konfrontiert sind? Falls Ihnen diese Übung zu schwierig ist, sollten Sie überlegen, welche zusätzliche Unterstützung oder welche zusätzlichen Ressourcen Ihnen helfen würden, die Hindernisse in Ihrem Leben zu überwinden. Müssen Sie einen Verbündeten ins Spiel bringen? Müssen Sie sich auf die Erdung konzentrieren? Nehmen Sie sich von einer Haltung der Befähigung ausgehend Zeit, um sich vorzustellen, wie Sie mit dieser Herausforderung verfahren möchten. Falls Sie dann immer noch das Gefühl haben festzusitzen, sollten Sie sich um mehr Unterstützung bemühen oder mit diesem Szenario vor Augen einen Therapeuten aufsuchen, um mit seiner Hilfe die Hindernisse in Ihrem Leben zu überwinden. Nutzen Sie die folgenden Zeilen, um schriftlich festzuhalten, wie Sie sich fühlen.

Ich bin im Besitz meiner Macht, stark und fähig.
Ich kann die Hindernisse in meinem Leben überwinden.

Das Reprozessieren von Traumata

Wir alle können von Natur aus traumatische Erlebnisse verarbeiten und Traumata heilen, wenn wir ausreichende Unterstützung erhalten. Dr. Francine Shapiro (2018), die Psychologin, die EMDR entwickelt hat, nennt dies *adaptive Informationsverarbeitung*. Wenn wir uns von posttraumatischem Streß überwältigt fühlen oder uns darin verfangen, so zeigt dies, daß unsere Bemühungen noch nicht ausreichend unterstützt werden, nicht, daß wir versagt haben. Wichtiger ist: Wir können uns sicher sein, daß es eine Möglichkeit gibt, traumatische Ereignisse durchzuarbeiten und das Leben wieder in die eigenen Hände zu nehmen.

In Kapitel 1 wurde erklärt, daß alle Erinnerungen Muster neuronaler Netzwerke oder Gruppen miteinander verbundener Gehirnzellen (Neuronen), die gemeinsam feuern, sind. Wir werden uns nun etwas genauer anschauen, was beim Reprozessieren einer traumatischen Erinnerung geschieht. Dieser Vorgang fördert die Konsolidierung, einen Prozeß, durch den Erinnerungen in das Gehirn insgesamt integriert werden. Bei der Enkodierung einer Erinnerung werden die mit ihr assoziierten sensorischen Erlebnisse in verschiedenen Gehirnbereichen gespeichert. Aufgrund dieses Konsolidierungsprozesses kann jedes einzelne Ereignis mit Tausenden von bereits im Gehirn gespeicherten früheren Erlebnissen verbunden werden. Dieser Prozeß hilft uns, ein kohärentes Selbstempfinden im Zeitkontinuum zu entwickeln, weil es ermöglicht, daß ein einzelnes Erlebnis mit dem Kontinuum unseres Selbstempfindens in Einklang gebracht wird.

Traumatische Erinnerungen hingegen bleiben als dysfunktionale neuronale Netzwerke bestehen und werden nicht vollständig verarbeitet und konsolidiert. Diese Erinnerungen werden nicht mit anderen Erlebnissen verbunden und sind auch selbst nur beschränkt in der Lage, neue Informationen zu integrieren. Traumatische Erinnerungen sind oft isoliert oder von Erinnerungen an Situationen abgeschnitten, in denen Sie sich sicher oder im Besitz von Macht fühlten, unfähig, mit der Situation verbundene positive Emotionen zu empfinden und das Erlebte verbal auszudrücken. Umgekehrt kann es schwierig sein, emotional flexibel und kognitiv konstruktiv zu sein, während man über problematische Erlebnisse nachdenkt.

Zum Glück gibt es Grund zur Hoffnung. Zur Konsolidierung kommt es hauptsächlich während des REM-Schlafs (REM = *rapid eye movement*). Sie können aber auch aktiv an der Konsolidierung von Erinnerungen mitwirken, indem Sie Zeit darauf verwenden, Ihre Erinnerungen zu reprozessieren. Dabei geht es darum, sich traumatische Ereignisse und die mit ihnen verbundenen Vorstellungen, Überzeugungen, Emotionen und Körperempfindungen in einem neuen, sicheren Kontext zu vergegenwärtigen. Durch die Aktivierung des mit der Erinnerung an das Trauma verbundenen neuronalen Netzwerks haben Sie die Möglichkeit, diesem neue Informationen über Ihre Ressourcen und Ihren aktuellen mentalen Zustand hinzuzufügen. Beispielsweise können Sie sich auf die Suche nach heilenden Erlebnissen konzentrieren, indem Sie sich Situationen vor Augen führen, in denen Sie sich geliebt, getröstet oder von anderen geschützt fühlten. Dies ist besonders wichtig, wenn es um Erinnerungen an Situationen geht, in denen Sie sich vernachlässigt oder im Stich gelassen fühlten. Außerdem können Sie sich auf die Hinterfragung unzutreffender Überzeugungen konzentrieren. Falls Sie beispielsweise Überzeugungen wie »Es war meine Schuld« oder »Ich werde nie in Sicherheit sein« hegen, können Sie diese durch eine neue, zutreffendere Einschätzung Ihrer Situation ersetzen.

Erfolgreiches Reprozessieren traumatischer Erinnerungen erfordert die Entwicklung *dualen Gewahrseins*, womit die Fähigkeit gemeint ist, des gegenwärtigen Augenblicks gewahr zu bleiben und sich gleichzeitig mit dem traumatischen Ereignis zusammenhängenden Erinnerungen zuzuwenden. Man kann sich dies als eine Situation vorstellen, in der man mit einem Fuß im Hier und Jetzt und mit dem anderen in der Vergangenheit steht. In der EMDR-Therapie wird das duale Gewahrsein durch bilaterale Augenbewegungen, Geräusche oder Impulsgeber, die abwechselnd die linke und rechte Körperhälfte stimulieren, gestärkt. Diese rhythmisch alternierende Stimulation hilft, die Aufmerksamkeit im gegenwärtigen Augenblick zu verankern. Außerdem ahmt die bilaterale Stimulation, die zwischen den beiden Hemisphären wechselt, den REM-Schlaf nach. Die Aufrechterhaltung des dualen Gewahrseins ist ein wichtiger Aspekt der EMDR-Therapie, weil Menschen während der Traumaverarbeitung leichter von ihren inneren Empfindungen oder Emotionen überflutet werden, wenn sie das duale Gewahrsein verlieren (Rothschild 2010).

Beim Reprozessieren traumatischer Erinnerungen wird zwischen belastenden Erinnerungen, die in der Vergangenheit entstanden sind, und den Ressourcen, die Ihnen im Hier und Jetzt zur Verfügung stehen, eine Brücke geschlagen. Dann entstehen neuronale Netzwerke, welche die linke und rechte Hemisphäre sowie die unteren und oberen Gehirnzentren in die Kommunikation einbeziehen. Dadurch wird es für Sie leichter, Ihren Körper zu spüren, ohne überflutet zu werden, und Ihre Gefühle kohärent zu spüren.

Die Reprozessierung traumatischer Erinnerungen ist am besten im Kontext einer sicheren therapeutischen Beziehung möglich. Bei uns allen gibt es Bereiche, in denen wir uns verletzlich oder unbehaglich fühlen und die von der mitfühlenden Präsenz einer anderen Person profitieren. Dies gilt insbesondere bei der Arbeit an Kindheitserlebnissen wie Mißbrauch, Mißhandlung und Vernachlässigung. Ein mitfühlender Therapeut kann Ihnen helfen, problematische Gefühle und Erinnerungen durchzuarbeiten, wenn Sie sich auf sich gestellt nicht mit diesen konfrontieren wollen. Vergessen Sie nie, daß Sie nicht auf sich gestellt an Ihrer Heilung zu arbeiten brauchen.

34 Die Vergangenheit reprozessieren

Nehmen Sie sich ein wenig Zeit, um sich eine für Sie problematische oder traumatische Erinnerung zu vergegenwärtigen. Sie können eine der Erinnerungen von der Liste wählen, die Sie in Übung 11 (»Über die eigene Vergangenheit reflektieren«, S. 71) zusammengestellt haben. Während Sie sich auf diese Erinnerung konzentrieren, beginnen Sie, darauf zu achten, was Sie erleben. Welche Empfindungen tauchen in Ihrem Körper auf? Gibt es Bereiche, die angespannt sind? Wie atmen Sie? Was ist an Ihren Schmerzen am schlimmsten? Fallen Ihnen Sie selbst betreffende Überzeugungen auf, wenn Sie die Aufmerksamkeit auf diese Erinnerung richten? Was würden Sie anstelle dieser negativen Gedanken gern über sich selbst glauben oder zu sich selbst sagen? Erforschen Sie nun, ob Sie zur Zeit dieses schwierigen oder traumatischen Ereignisses irgendwelche spezifischen Bedürfnisse hatten. Welche Ihrer Bedürfnisse wurden in dieser Situation nicht erfüllt? Vielleicht fällt Ihnen auf, daß Sie mehr Unterstützung oder mehr Schutz gebraucht hätten. Stellen Sie sich vor, daß Sie diese Ressourcen in die Erinnerung hineinbringen.

Während Sie weiter über Ihre schwierige oder traumatische Erinnerung reflektieren, können Sie darauf zu achten beginnen, ob Sie spüren, daß Ihr Unbehagen nachläßt. Vielleicht fühlen Sie sich infolge der direkten Beobachtung Ihres Schmerzes stärker oder so, als habe die Macht der Erinnerung über Ihren Geist und Körper nachgelassen. Falls Sie sich zu irgendeinem Zeitpunkt überfordert fühlen, sollten Sie sich auf Ihre Ressourcen besinnen oder die Aufmerksamkeit auf Ihre äußere Umgebung richten. Nötigenfalls können Sie die Erinnerung auch in Ihrem Container unterbringen und die Übung zunächst beenden. Lassen Sie sich so viel Zeit, wie Sie brauchen, um Ihre Antworten zu dieser Übung aufzuschreiben, und denken Sie daran, daß Sie diesen Prozeß nötigenfalls mit anderen problematischen Erinnerungen wiederholen können.

____

____

Ich arbeite an meiner Heilung, indem ich problematische Erinnerungen reprozessiere. Die Vergangenheit ist abgeschlossen, und ich befinde mich im Hier und Jetzt.

Mit der Aufmerksamkeit pendeln

Die direkte Auseinandersetzung mit Schmerz aus der Vergangenheit wirkt manchmal überwältigend. Wenn Sie sich von Empfindungen überflutet fühlen oder wenn Sie zur Dissoziation neigen, können Sie sich für eine andere Vorgehensweise entscheiden, die Ihnen ermöglicht, regulierend auf Ihr Leiden einzuwirken. Sie können dann eine modifizierte Form des Reprozessierens wählen, bei der Ihre Aufmerksamkeit abwechselnd auf die belastende Erinnerung und auf das Erleben von Sicherheit im Hier und Jetzt gerichtet ist (Knipe 2015). Dieser *Pendeln (pendulation)* genannte Prozeß hilft Ihnen, sich in einem für Sie erträglichen Tempo mit Ihren traumatischen Erinnerungen zu befassen. Im Laufe der Zeit können Sie so Ihre Fähigkeit, sich unangenehmen Emotionen, schmerzhaften Körperempfindungen und schwierigen Erinnerungen zu stellen, verbessern.

Das Pendeln wird auch benutzt, um das so genannte *Titrieren* (*titration* – Levine 1997/1998, 2010/2011) zu erreichen. Der Begriff bezeichnet in der Chemie einen Prozeß, bei dem durch die tropfenweise Hinzugabe einer Substanz, deren Eigenschaften genau bekannt sind, zu einer Substanz mit teilweise unbekannten Eigenschaften eine chemische Reaktion erzeugt wird, welche eine Analyse der unbekannten Substanz ermöglicht. Kombiniert man beispielsweise eine große Menge Essig und Backnatron, kommt es zu einer Explosion. Man kann diese Reaktion jedoch durch Titration vermeiden oder entschärfen, indem man nach und nach immer wieder wenige Tropfen Essig hinzugibt; dann zischt und blubbert das Gemisch zwar, beruhigt sich aber jeweils wieder. Im Bereich der Psychologie beinhaltet Titration, daß man sich belastenden Erinnerungen nur kurz aussetzt, um die damit verbundene Anspannung allmählich und sehr umsichtig entladen zu können.

In der folgenden Übung geht es um das Alternieren des Gewahrseins zwischen einer belastenden Erinnerung und einer Ressource, die Ihnen hilft, sich geerdet und ruhig zu fühlen. Sie denken an ein belastendes Ereignis, und sobald Sie bei sich ein Unbehagen bemerken, wenden Sie sich von der Erinnerung ab und konzentrieren sich darauf, sich hier und jetzt sicher zu fühlen. Anschließend wechseln Sie für jeweils kurze Zeitspannen zwischen dem Nachdenken über das traumatische Ereignis und dem Refokussieren auf Ihre Umgebung hin und her. Falls Sie an irgendeinem Punkt das Gefühl bekommen, von Emotionen oder Empfindungen wie Panik, Benommenheit oder Übelkeit überschwemmt zu werden, sollten Sie das als Signal dafür verstehen, daß Sie die Reprozessierung ganz beenden sollten. Sie können dann Ihre Containment-Strategie aus Übung 17 (S. 82) benutzen und ausschließlich auf Ihre Ressourcen fokussieren.

Sie können für diese Übung auch das Pendeln benutzen, um an schmerzhaften körperlichen Empfindungen wie Kopfschmerzen oder Unbehagen in anderen Körperbereichen zu arbeiten. Sie wechseln dann zwischen der belastenden Empfindung und einer positiven oder neutralen Körperempfindung hin und her. Beispielsweise könnten Sie auf ein Gefühl der Angespanntheit in den Schultern fokussieren und von dort zu einer Empfindung der Stärke in den Beinen oder einem Gefühl der Wärme in den Handflächen wechseln. Diese Übung kann Ihnen besonders nützlich sein, wenn Sie bei Schmerzempfindungen im Körper leicht ängstlich werden oder wenn Sie übertrieben stark darauf fokussieren.

Bevor Sie sich der Übung zuwenden, möchte ich Sie noch auf einen letzten Punkt hinweisen: Manchmal gelingt es nicht, ein schmerzhaftes Erlebnis aufzulösen, weil es Sie darauf aufmerksam machen soll, daß Sie in Ihrem gegenwärtigen Leben aktiv werden müssen. Vielleicht befinden Sie sich momentan in einer Situation, die Sie an Ihre Vergangenheit erinnert. Vielleicht soll Ihr Belastungsgefühl Sie darauf hinweisen, daß Sie für sich selbst eintreten, sich schützen oder eine Grenze setzen müssen. In solch einem Fall ist es wichtig, daß Sie genau auf die Botschaft hören, die in Ihrem Unbehagen enthalten ist. Sie müssen sich dann fragen, was Ihnen ermöglichen würde, sich Ihrer aktuellen Situation mit Weisheit zu nähern.

35 Pendeln

Richten Sie die Aufmerksamkeit auf Ihre momentane äußere Umgebung. Beschreiben Sie, was Sie sehen, hören oder riechen. Sie können Ihre Empfindungen verstärken, indem Sie Aromaöle benutzen, ein beruhigend wirkendes Objekt aufstellen oder einen Stein halten, der Ihnen hilft, sich zu erden. Achten Sie darauf, wie Sie sich in Ihrem Körper fühlen. Richten Sie die Aufmerksamkeit dann auf ein schwieriges oder schmerzhaftes Erlebnis. Dazu können Sie eine Erinnerung aus der Liste wählen, die Sie in Übung 11 (»Über die eigene Vergangenheit reflektieren«, S. 71) zusammengestellt haben. Achten Sie darauf, ob sich verändert, wie Sie sich fühlen. Erkennen Sie in Ihrem Körper irgendwelche unangenehmen Emotionen oder Empfindungen? Hat sich Ihre Atmung verändert? Bleiben Sie einige Atemzüge lang bei diesen Gefühlen oder Empfindungen, so lange, wie Sie sich nicht davon überwältigt fühlen.

Richten Sie die Aufmerksamkeit dann wieder auf Ihre momentane Umgebung, und fokussieren Sie auf Ihre Empfindungen. Nehmen Sie sich ein wenig Zeit, um sich die Einzelheiten Ihrer Umgebung zu vergegenwärtigen, bis Sie spüren, daß sich Ihr Körper stärker entspannt. Verbringen Sie so viel Zeit mit dieser positiven Empfindung, bis Sie sich ruhig und geerdet fühlen. Sie können mit Ihrem Gewahrsein weiter hin und her wechseln, bis Sie sich mit Ihrer belastenden Erinnerung länger konfrontieren können, ohne sich überfordert zu fühlen.

Wenn Sie diese Übung noch immer als schwierig empfinden, muß das nicht bedeuten, daß Sie etwas falsch machen. Wahrscheinlich ist es ein Zeichen dafür, daß Sie von zusätzlichen Ressourcen profitieren würden, die Ihnen bei der Verarbeitung der problematischen Erinnerung oder schmerzhaften Empfindung helfen. Es könnte auch sein, daß sich das Gefühl der Belastung nicht aufgelöst hat, weil eine aktuelle Situation in Ihrem Leben es verhindert. Wenn Sie das vermuten, sollten Sie sich fragen, ob es in Ihrem Leben momentan etwas gibt, das Sie tun könnten, um die Auflösung der schmerzhaften Erinnerung, Emotion oder Empfindung zu ermöglichen.

Ich kann selbst entscheiden, worauf ich meine Aufmerksamkeit richte. Ich kann meinen Heilungsprozeß steuern, indem ich die Aufmerksamkeit zwischen meinen belastenden Erinnerungen oder Empfindungen und meinen Ressourcen pendeln lasse.

Von der Selbstsabotage zur Selbstliebe

Sie können sich bereit fühlen, Ihre Heilungsreise zu vertiefen, und sich gleichzeitig vor diesem Prozeß fürchten. Ihr Selbstgefühl kann es als bedrohlich empfinden, von einem Trauma geheilt zu werden. Vielleicht fürchten Sie, daß das Fokussieren der Aufmerksamkeit auf schmerzhafte Erinnerungen in Ihrem Leben einen Aufruhr erzeugen könnte. Vielleicht sind Sie sich unsicher, wie sich Veränderungen Ihrer psychischen Situation auf Ihre Beziehungen auswirken könnten. Vielleicht haben Sie auch das Gefühl, daß Ihnen die Therapie oder der ganze Heilungsprozeß gegen den Strich geht, und Sie sabotieren Ihre Bemühungen um Heilung deshalb selbst.

Es ist schmerzlich, wenn Sie Veränderungen, die Ihr Leben gesünder und erfolgreicher machen würden, nicht erreichen oder erhalten können. Falls Sie feststellen, daß Sie Ihre Bemühungen selbst sabotieren, deutet das auf einen Konflikt zwischen verschiedenen Selbstanteilen von Ihnen hin. Bei uns allen gibt es unterschiedliche Anteile, von denen wir einige mögen und andere möglichst vermeiden. Einige unserer Anteile möchten wir der Welt zeigen, und andere möchten wir verbergen. Außerdem gibt es bei uns jüngere Anteile, die den Schmerz unaufgelöster Kindheitstraumata bewahren, und Anteile, die verinnerlichte Botschaften unsere Eltern bergen. Wenn Ihre Eltern beispielsweise nicht mit Ihrem Schmerz umgehen konnten, können Sie einen Anteil entwickelt haben, der schmerzhafte Emotionen weiter von Ihnen fernhält. Und wenn ein Elternteil Sie ständig kritisiert hat, könnten Sie einen Anteil entwickelt haben, der die Rolle eines verinnerlichten Selbstkritikers übernommen hat. Bei Konflikten zwischen diesen unterschiedlichen Anteilen kann ein Teufelskreis entstehen, in dem sich Ihre emotionalen oder jüngeren Anteile verbannt fühlen und immer verzweifelter agieren (Schwartz 1997/1997). Dies hat zur Folge, daß sich Menschen häufig ängstlich oder unruhig fühlen.

Man kann das Gewahrsein dieser inneren Konflikte stärken, indem man einen Dialog zwischen den verschiedenen Selbstanteilen initiiert, in welchem jeder von ihnen eine Stimme erhält (Stone & Stone 1998). Behandeln Sie jeden Anteil wie einen geschätzten Gast, der eine wichtige Botschaft übermittelt, die angehört werden muß. Deklarieren Sie keinen Anteil als unwichtig, denn ignorierte oder verbannte Anteile neigen oft zur Selbstsabotage. Letztlich erfordert die Auflösung von Traumanachwirkungen, daß Sie allen Anteilen zuhören, alle würdigen und für alle Verantwortung übernehmen. Neigen Sie beispielsweise stark zur Selbstkritik, müssen Sie Ihrem inneren Kritiker *und* dem Anteil, der sich kritisiert fühlt, Gehör schenken. Ebenso wichtig kann es sein, Ihrem inneren Beobachter oder Ihrem weisen Selbst eine Stimme zu geben und diese Anteile in den Dialog einzubeziehen. Dies hilft Ihnen, zu Ihrer inneren Quelle der Weisheit und des Mitgefühls in Kontakt zu treten.

Die Arbeit mit Selbstanteilen wird oft durch eine fürsorgliche therapeutische Beziehung am besten unterstützt, und diese ist besonders wichtig, wenn Sie mit einem Anteil arbeiten, der Scham empfindet oder das Gefühl hat, keine Liebe zu verdienen. Ein mitfühlender äußerer Zeuge kann Ihnen helfen, von der Selbstsabotage zur Selbstliebe zu wechseln, und Ihnen ermöglichen, die Verletzungen, die Sie sich in der Vergangenheit zugezogen haben, zu heilen.

36 Dialog mit Ihrem inneren Kritiker

Diese Übung lädt Sie ein zu einem Dialog zwischen Ihren verschiedenen Anteilen. Dazu brauchen Sie drei Stühle, von denen jeder einen der Anteile repräsentiert, die an dem Dialog teilnehmen. Der erste Stuhl repräsentiert Ihren inneren Beobachter oder Ihr weises Selbst. Der zweite Stuhl repräsentiert den Anteil, der sich beurteilt oder kritisiert fühlt. Und der dritte Stuhl repräsentiert den kritisierenden und urteilenden Anteil.

Stellen Sie die Stühle in einem Dreieck auf. Setzen Sie sich auf den Stuhl, der für den Beobachter und das weise Selbst vorgesehen ist. Atmen Sie ein paarmal tief, und treten Sie zu Ihrem Zentrum in Kontakt. Achten Sie darauf, daß Ihre Füße fest auf dem Boden stehen. Suchen Sie nach einer Ressource, die Ihnen hilft, sich präsent und ruhig zu fühlen. Vielleicht möchten Sie die Übung mit einer Intention verbinden. Beispielsweise könnten Sie sich auf Mitgefühl und das Akzeptieren Ihrer selbst konzentrieren.

Sobald Sie sich geerdet fühlen, können Sie auf den Stuhl überwechseln, der für den Anteil von Ihnen, der sich kritisiert fühlt, steht. Reflektieren Sie ein wenig über eine Situation, in der Sie sich beurteilt fühlten. Vielleicht hat ein bestimmtes Ereignis dieses Gefühl hervorgerufen. Achten Sie auf Empfindungen in Ihrem Körper, während Sie an die Situation denken. Welche Gedanken tauchen auf? Welche Emotionen spüren Sie? Schauen Sie von diesem Stuhl aus auf den Stuhl Ihres inneren Kritikers. Drücken Sie das Erlebnis, kritisiert zu werden, mit Ihrer Stimme aus. Sie könnten sagen: »Es tut mir weh, wenn du mich herabsetzt« oder: »Ich mag es nicht, wenn du mich kritisierst!« Achten Sie auf Ihre Haltung und auf den Klang Ihrer Stimme, während Sie auf diesem Stuhl sitzen. Nutzen Sie nun die Möglichkeit, zu sagen: »Was ich wirklich brauche, ist …«

Sobald Sie sich bereit fühlen, können Sie auf den Sitz wechseln, der Ihren inneren Kritiker repräsentiert. Achten Sie darauf, wie Sie sich während dieses Wechsels fühlen. Geben Sie nun diesem Anteil von sich eine Stimme. Vielleicht beginnen Sie: »Du bis so …« oder: »Ich mag nicht, wenn du …« Achten Sie auch diesmal auf Ihre Haltung und den Klang Ihrer Stimme. Ist Ihnen die Botschaft dieses Anteils irgendwie vertraut? Erinnert Sie die Stimme an jemanden aus Ihrer Vergangenheit? Nehmen Sie sich Zeit, um die Bedürfnisse auch dieses Anteils zu erforschen. Vielleicht fürchtet er sich davor, die Kontrolle zu verlieren oder machtlos zu sein. Sie könnten die Worte erforschen: »Ich fühle mich bedroht, wenn …«

Initiieren Sie nun einen Dialog, indem Sie zwischen den Stühlen des inneren Kritikers und des Anteils, der sich kritisiert fühlt, hin und herwechseln. Sorgen Sie dafür, daß beide Anteile gehört und verstanden werden. Wenn Sie sich bereit fühlen, können Sie zum ersten Stuhl, dem Stuhl Ihres mitfühlenden und weisen Selbst, zurückkehren. Atmen Sie ein paarmal tief, und stellen Sie so die Verbindung zu Ihrem Zentrum wieder her. Richten Sie, auf diesem Stuhl sitzend, Ihre mitfühlende Aufmerksamkeit auf Ihren inneren Kritiker. Erkennen Sie die Furcht oder das Kontrollbedürfnis, die diesen Anteil motivieren? Welche Weisheit können Sie Ihrem inneren Kritiker offerieren? Richten Sie die Aufmerksamkeit nun auf den Stuhl, der den Anteil von Ihnen, der sich kritisiert fühlt, repräsentiert. Reflektieren Sie über die Verletzungen und Bedürfnisse, die für diesen Anteil charakteristisch sind. Was möchten Sie vom Raum des Akzeptierens und der Liebe aus zu diesem Anteil sagen? Stellen Sie fest, ob Sie sich so, wie Sie sind, willkommen heißen können.

Für den Fall, daß Sie mit dieser Übung Schwierigkeiten haben, möchte ich Sie daran erinnern, daß Sie den Heilungsprozeß nicht allein durchzustehen brauchen. Wenn es Ihnen schwerfällt, präsent zu bleiben oder zum weisen Anteil in Kontakt zu treten, können Sie sich das Geschenk machen, sich einen fürsorglichen Therapeuten zu suchen. Dieser besetzt dann den Platz des mitfühlenden Zeugen und hilft Ihnen, diese Fähigkeit selbst zu entwickeln.

Heute habe ich Gelegenheit, liebevolle Beziehungen zu allen meinen Anteilen herzustellen.

Akzeptieren und Mitgefühl

In der Natur sehen Sie, daß jeder Baum, jede Blume einzigartig ist. Kein Exemplar ist identisch. Ihre Umgebung formt sie alle leicht asymmetrisch. In der Natur erkennt man leichter, daß diese Art von unvollkommenen Kurven und Kerben für die Schönheit, die uns umgibt, charakteristisch ist. Doch ein Trauma zu erleben, kann das Gefühl erzeugen, man sei »zerbrochen« oder »beschädigt«. Dadurch können sich unzutreffende Überzeugungen entwickeln, denen zufolge wir »defekt« sind und es nicht wert, geliebt zu werden. Akzeptieren und Mitgefühl können uns helfen, uns über diese negativen inneren Botschaften zu erheben. Wenn Sie sich darin üben, Selbstmitgefühl zu entwickeln, lieben und akzeptieren Sie sich *so, wie Sie sind*. Können Sie Ihr Leben aus der Sicht des Akzeptierens und Mitfühlens betrachten? Können Sie sich so anschauen wie Bäume oder Blumen, die Ihnen gefallen? Was geschieht, wenn Sie Ihre Unvollkommenheiten akzeptieren, die ein Teil dessen sind, was Sie so wunderschön macht?

Zu den Intentionen des Akzeptierens und Mitfühlens in Verbindung zu treten ist eine an Sie gerichtete Aufforderung, sich so, wie Sie sind, zu lieben. Stellen Sie sich vor, daß schmerzhafte Emotionen und Empfindungen Teile von Ihnen sind, die an die Tür Ihres Gewahrsein klopfen und um Güte bitten. Durch entsprechende Übung können Sie lernen, alle Ihre Anteile ohne Urteil willkommen zu heißen. Sie können lernen, sich selbst mit Sanftheit, Akzeptieren, Mitgefühl, Vergeben und Güte zu begrüßen. Wenn Sie sich das Geschenk machen, sich selbst zu akzeptieren, sollten Sie sich bewußt machen, ob Sie glauben, daß Sie dieser Güte würdig sind. Wenn nicht, zeigt das, daß Sie sich mit noch mehr Liebe bedenken müssen. Wenden Sie sich der Zurückweisung und Verletztheit zu, als hielten Sie ein kleines Kind auf den Armen. Oder beherzigen Sie den Rat von Dr. Kristen Neff, Forscherin und Expertin für Selbstmitgefühl, die empfiehlt, sich vorzustellen, man begrüße einen lieben Freund, der unter Schmerzen leidet. Versuchen Sie danach, sich selbst ebenso zärtlich zu begrüßen. Stellen Sie sich bei jedem unangenehmen Gefühl die Frage »Was brauche ich jetzt?«

Untersuchungen zeigen, daß regelmäßiges Üben von Selbstmitgefühl Depression, Angst, Streß und Scham verringert und Zufriedenheit, Glücksgefühle, Selbstvertrauen und körperliche Gesundheit stärkt (Neff 2011/2012). Durch die Förderung von Selbstmitgefühl können Sie langsam und sanft Ihr Herz öffnen, Blütenblatt um Blütenblatt. Vom Herzen her zu leben kann sich wie ein Gebet anfühlen – nicht eines in Worten oder in Form von Bitten, sondern ein von Gnade erfülltes Gebet, das Sie die Kostbarkeit des Lebendigseins erkennen lässt.

37 Selbstmitgefühl

Denken Sie an eine Situation in Ihrem Leben, in der Sie die Unterstützung eines mitfühlenden Menschen gebraucht hätten. Stellen Sie sich diesen Moment vor. Wo waren Sie damals? Wie alt waren Sie? Stellen Sie sich nun vor, Sie treten als die Person, die Sie heute sind, in diese Szene aus Ihrer Vergangenheit ein. Stellen Sie sich vor, daß Sie den Menschen, der Sie damals waren, mitfühlend anschauen. Welche Emotion sehen Sie auf dem Gesicht dieses Menschen? Was braucht dieser Anteil von Ihnen am dringendsten? Können Sie zulassen, daß Ihr heutiges Selbst die Bedürfnisse der Person, die Sie früher waren, erfüllt? Möchten Sie Ihrem jüngeren Selbst etwas sagen?

Hätten Sie damals gern noch andere Verbündete, beispielsweise liebevolle Menschen, Tiere oder spirituelle Gestalten, bei sich gehabt? Wenn ja, dann stellen Sie sich vor, Sie beziehen diese in die Szene ein. Beachten Sie, wie Sie sich jetzt in Ihrem Körper fühlen. Welche Emotionen tauchen auf? Verweilen Sie so lange in diesem Zustand, bis Sie das Gefühl haben, daß der Prozeß abgeschlossen ist. Falls Ihnen die Situation nicht als abgeschlossen erscheint, können Sie sich vornehmen, den Prozeß später zu vollenden oder an dem Erlebten nötigenfalls in einer Therapie zu arbeiten. Schreiben Sie nun einen kurzen Bericht über den Vorgang, und denken Sie daran, daß Sie diese Arbeit mit anderen Erinnerungen wiederholen können, so oft, wie Sie es für nötig halten.

Ich liebe und akzeptiere mich so, wie ich bin.

Umgang mit Scham

Scham ist eine Wunde, die auf mangelnder Zugehörigkeit basiert. Sie kann das Gefühl erzeugen, ein Verbannter zu sein, ein Fremder in einem fremden Land. Vielleicht sind Sie als Kind mißbraucht, mißhandelt, vernachlässigt oder mißverstanden worden. Vielleicht wurden Sie aber auch ausgeschlossen, herabgewürdigt oder tyrannisiert. Scham entsteht, wenn Menschen sich die Sicht eines Täters zu eigen machen – was oft passiert, weil es für die Betroffenen weniger gefährlich ist. Sie fühlen sich verantwortlich oder reden sich ein, sie selbst hätten das Erlebte verschuldet. Diese Art von Machtlosigkeit ist mit Verwirrung darüber verbunden, wer die Schuld hat. Das führt dazu, daß Sie mit der irrigen Überzeugung leben, mit Ihnen sei etwas ganz und gar nicht in Ordnung.

Scham kann auch durch eine Häufung subtiler Zurückweisungen Ihres authentischen Selbstausdrucks entstehen. Stellen Sie sich ein Kind vor, das seiner Begeisterung über eine Zeichnung Ausdruck gibt, die es seinem Vater oder seiner Mutter schenken will, und das dann tief verletzt ist, wenn der betreffende Elternteil auf dieses Geschenk mit Desinteresse reagiert. Menschen sind sehr enttäuscht, wenn ihre Freude nicht auf Resonanz trifft oder wenn ihre Geschenke nicht angenommen werden. Sie fühlen sich dann beschämt, gedemütigt oder bloßgestellt. Sie erröten oder verspüren das Bedürfnis, wegzuschauen und ihr Gesicht zu verbergen. Mit der Zeit lernt man dann, von vornherein nicht zu erkennen zu geben, wonach man sich zutiefst sehnt.

Scham kann auch entstehen, wenn Menschen sich im Widerspruch zu Ihren Wertvorstellungen und moralischen Überzeugungen verhalten (Graham 2017). Beispielsweise kann das passieren, wenn Sie miterlebt haben, wie ein anderer Mensch gequält wurde, in einer Situation, in der Sie sich hilflos und unfähig fühlten, die Täter von Ihrem Vorhaben abzuhalten und das Opfer zu schützen. Solche sogenannten Verletzungen der Moral finden sich häufig bei Soldaten, die den Militärdienst angetreten haben, um ihr Land zu schützen, aber dann Zeugen von Gewalttaten wurden oder diese sogar selbst begingen und infolge dessen von Scham- und Schuldgefühlen geplagt werden.

Scham wird oft durch kompensatorische Strategien verborgen. Beispielsweise beschuldigen Menschen, die sich schämen, oft andere, um Gefühle der Scham und Zurückweisungen nicht an sich heranzulassen. Oder sie ziehen sich völlig von jedem Kontakt zurück, um nicht verletzt zu werden, weil ihnen die Möglichkeit einer erneuten Zurückweisung als unerträglich erscheint. Nun mag ein Gegenangriff oder Rückzug die Gefahr, verletzt, beschämt oder zurückgewiesen zu werden, zwar zeitweilig verringern, doch perpetuieren diese Strategien letztlich die Schamgefühle. Im Grunde kann man nur lernen, sich Gefühlen der Verletztheit, Demütigung oder Scham *zuzuwenden*, ohne das Bedürfnis zu entwickeln, davonzulaufen oder sich selbst oder andere anzugreifen.

Um dies zu erreichen, müssen Sie lernen, sehr vorsichtig zu anderen Menschen in Verbindung zu treten. Manchmal versucht man dies anfangs am besten mittels einer SMS oder eMail. Ein Computerbildschirm oder ein Handy ermöglicht Ihnen, die Verletzlichkeit zu ertragen, der Sie sich durch die Kontaktaufnahme aussetzen, und gleichzeitig in einem gewissen Maße Ihre Privatsphäre zu schützen. Wenn Sie sich bei solchen vorsichtigen Arten der Kontaktaufnahme ein wenig wohler fühlen, können Sie beginnen, mit sozialer Interaktion von Angesicht zu Angesicht zu experimentieren. Dabei können Sie sich zunächst auf einfache Arten des Austauschs beschränken, etwa auf die Herstellung von Blickkontakt oder auf das Anlächeln einer fremden Person in einem Lebensmittelgeschäft. Und falls Sie die Angewohnheit haben, grundsätzlich mit »Mir geht es gut« zu antworten, wenn ein Freund Sie nach Ihrem Befinden fragt, können Sie statt dessen einmal testen, wie es sich anfühlt, ehrlich zuzugeben, daß Sie gerade traurig sind oder sich einsam fühlen. Im Idealfall ermöglicht Ihre Ehrlichkeit anderen, sensibler und gütiger auf Sie zu reagieren, und dies kann einen befriedigenderen kommunikativen Austausch zur Folge haben. Denken Sie stets daran, daß die Entscheidung über Zeitpunkt und Tiefe Ihrer Interaktionen einzig und allein bei Ihnen liegt. Sie können sich anderen öffnen, wenn Sie das wollen, und wenn Sie genug Kontakt gehabt haben, können Sie sich in sich zurückziehen und die Verbindung zu sich selbst wieder herstellen.

Scham ist eine direkte Verbindung zu unbestreitbar legitimen menschlichen Bedürfnissen. Irgendwann im Leben haben die meisten Menschen den Schmerz erlebt, der entsteht, wenn wir zurückgewiesen, ausgeschlossen oder mißverstanden werden oder uns nicht geliebt fühlen. Unter Verletzungen dieser Art leiden relativ viele Menschen. Andererseits bedeutet dies, daß wir alle auch bestimmte Grundbedürfnisse gemeinsam haben, nämlich akzeptiert, einbezogen, verstanden und geliebt zu werden. Falls Sie zum Ausblenden Ihrer Gefühle neigen, sollten Sie daran arbeiten, die Fähigkeit zu entwickeln, Ihre eigenen Bedürfnisse und Sehnsüchte anzuerkennen. Auch dies erfordert, sich in der Entwicklung von Selbstmitgefühl zu üben. Im Idealfall lernen Sie, sich in einer Haltung der Güte sich selbst zuzuwenden, liebevoll mit sich selbst zu reden oder in einem Ausdruck von Selbstliebe die Hände sanft über Ihr Herz zu legen.

Brené Brown (2015/2013) schreibt, es erfordere großen Mut, das Risiko einzugehen, Scham zu empfinden; es sei aber der Mühe wert, sich dem auszusetzen. Wenn Sie lernen, das mit Scham verbundene Gefühl der Verletzlichkeit zu ertragen, erlangen Sie dadurch auch Ihre Fähigkeit, Freude zu empfinden, zurück.

Zwar sind einige Zurückweisungen im Leben unvermeidbar, doch können Sie lernen, solch ein Erlebnis zu überwinden; vielleicht gehen Sie sogar gestärkt daraus hervor. Letztlich werden Sie begreifen, daß zwar bestimmte Menschen Ihre Bedürfnisse ignoriert haben, Sie aber andere finden können, die Ihre Bedürfnisse nach Verbundenheit, Liebe, Begeisterung und Freude zu Ihrer Zufriedenheit erfüllen. Sie können Menschen finden, die Ihnen mit Enthusiasmus begegnen, auch wenn Sie das als Kind nicht erlebt haben. Das Bemühen um Verbundenheit bringt zwar Risiken mit sich, diese einzugehen ist aber in fürsorglichen Beziehungen der Mühe wert.

38 Verkörpertes Mitgefühl bei Scham

Wenn wir Scham empfinden, haben wir manchmal das Bedürfnis, uns zu verbergen. In der folgenden Selbstfürsorge-Übung werden Sie diesen Impuls, sich selbst zu schützen, würdigen. Richten Sie Ihre Aufmerksamkeit auf eine Erinnerung, die mit dem Gefühl der Scham verbunden ist. Nehmen Sie sich vor, sich selbst Güte und Fürsorglichkeit zukommen zu lassen. Atmen Sie ein paarmal tief, und führen Sie dann Ihre Handflächen zusammen; reiben Sie sie gegeneinander, bis Sie Wärme empfinden, und legen Sie sich die Handflächen dann vorsichtig auf das Gesicht. Spüren Sie eine Weile die Verbundenheit Ihrer Hände mit dem Gesicht. Empfinden Sie die Wärme Ihrer Handflächen? Wie fühlt es sich an, sich die Erlaubnis zu geben, sich hinter den Händen zu verstecken?

Schamgefühle rufen manchmal Empfindlichkeiten in der Herzregion hervor. Atmen Sie ein paarmal ein und aus, und reiben Sie dann die Handflächen erneut gegeneinander. Diesmal sollen Sie mit Ihren Händen sanft den Bereich um Ihr Herz abdecken. Atmen Sie in die Verbindung Ihrer Hände zum Herzen hinein. Wenn es sich für Sie richtig anfühlt, können Sie die Empfindlichkeit in Ihrer Herzregion mitfühlend würdigen. Kehren Sie anschließend mit Ihrer Aufmerksamkeit zu der Erinnerung zurück, die mit dem Gefühl der Scham verbunden ist, und stellen Sie fest, ob es in Ihrem Körper noch einen anderen Bereich gibt, der Unterstützung benötigt. Vielleicht bemerken Sie eine Empfindung im Bauch oder in der Kehle. Erforschen Sie, wie es sich anfühlt, Ihre Hände über einen Körperbereich zu legen, der Fürsorge und Aufmerksamkeit braucht. Lassen Sie sich soviel Zeit wie nötig, um das Gefühl mitfühlender Verbundenheit zwischen Händen und Körper zu spüren. Wenn der Prozeß Ihrem Gefühl nach abgeschlossen ist, können Sie ein wenig Zeit darauf verwenden, etwas über Ihre Erlebnisse von Scham und über Ihre Reaktion auf diese Übung zu schreiben. In vielen Fällen ist es wichtig, die Unterstützung eines Therapeuten in Anspruch zu nehmen, wenn Sie Mitgefühl gegenüber Gefühlen der Scham entwikkeln wollen.

Ich wende mich meiner Scham mitfühlend zu.
Mein Bedürfnis nach Verbundenheit ist authentisch.

Somatische Umstrukturierung

Schon bevor Sie stehen, gehen und reden konnten, haben Sie die Welt mit Hilfe Ihres Körpers erforscht. Ihre natürlichen Reflexe wie saugende, sich windende, sich nach etwas streckende und greifende Bewegungen ermöglichten Ihnen zu jener Zeit, sich selbst kennen zu lernen. Auch die Art, wie Sie gehalten, angesprochen und berührt wurden, haben Ihr Selbstempfinden geformt. Wenn Sie beispielsweise als Kind wußten, daß es ungefährlich war, Ihre Umgebung zu erforschen, und daß Sie sich dem entgegenstrecken konnten, was Sie wollten, (und es dann auch bekamen), vermittelte Ihnen das ein tiefgehendes Gefühl des Erfolgs und der Genugtuung. Wenn Ihnen die Umgebung, in der Sie aufgewachsen sind, dies ermöglichte, konnten Sie auch erkennen, daß Sie sich von unangenehmen Erlebnissen entfernen oder diese von sich fernhalten können. Haben wir in der frühen Kindheit jedoch Traumata erlebt, sind unsere grundlegenden Instinkte oft blockiert. Stellen Sie sich ein Kind vor, das bedroht wurde und um sich treten, brüllen oder davonlaufen wollte, es aber nicht konnte, weil es fürchtete, dadurch eine ohnehin üble Situation noch zu verschlimmern.

Geht es um die Heilung eines Traumas, ist zu bedenken, daß der Körper Erinnerungen an das Geschehene gespeichert hat und Ihnen hinsichtlich der Wirkung des Traumas auf Ihre physische Existenz ein starkes Feedback geben kann. Vereinfachend kann man durchaus sagen, daß der Körper über alles, was wir erleben, »Buch führt« (*»The body keeps the score«* ist der Originaltitel eines Buches von Bessel van der Kolk [2014], das im Deutschen auf Wunsch des Autors den Titel *Verkörperter Schrecken* [2015] erhielt). Beispielsweise können sich in Ihrem Körper Spannungen aufbauen, die es Ihnen erschweren, sich zu entspannen; und auch Ihre Haltung kann Ihre Emotionen spiegeln. Sie könnten Ihren Brustkorb panzern, um Ihr Herz vor Erlebnissen zu schützen, die viele Jahre zurückliegen. Sie können auch heute noch erstarrend oder kollabierend auf aktuelle Ereignisse reagieren, die mit traumatischen Erlebnissen verbundene Gefühle aktivieren. Sie können weiterhin merken, daß ein Trauma Ihre Bereitschaft, einem anderen Menschen in die Augen zu schauen, aufrecht zu stehen oder selbstbewußt zu sprechen, behindert.

Im übrigen speichert Ihr Körper nicht nur die Erinnerung an das Geschehene, sondern auch die Erinnerung an das, wovon er *wollte*, daß es geschehen würde. Wurden Sie beispielsweise als kleines Kind vernachlässigt, haben Sie vielleicht irgendwann aufgehört, sich physisch um die Unterstützung anderer Menschen zu bemühen. In solch einem Fall können Sie die Fähigkeit, Ihre Sehnsucht nach

Verbundenheit zum Ausdruck zu bringen, durch das Wiedererleben der entsprechenden Körperempfindungen stimulieren. Eine Angespanntheit in der Kehle kann aufgelöst werden, indem Sie durch einen Laut oder Schrei Ihr Bedürfnis nach Verbundenheit zum Ausdruck bringen. Und wenn Sie einem Impuls folgen, Ihre Arme nach etwas auszustrecken, kann Ihnen dies in der gegenwärtigen Situation eine neue Möglichkeit erschließen, zu anderen Menschen in Kontakt zu treten. Das neue Bewegungsmuster könnte Ihnen helfen, in Ihrem Leben in der Gegenwart mit größerem Erfolg Grenzen zu ziehen.

Um von einem Trauma zu genesen, müssen Sie Ihr Gewahrsein dieser habituellen Anspannungsmuster in Ihrem Körper verstärken. Sobald Sie dieses Gewahrsein entwickelt haben, können Sie mit kleinen Veränderungen der Atmung, der Haltung, des Blickkontakts und der Körperbewegung experimentieren. Falls Sie beispielsweise dazu neigen, Ihre Arme eng am Körper zu halten, können Sie ausprobieren, wie es sich anfühlt, den Armen mehr Raum zuzugestehen. Sie können auch erforschen, wie es sich auswirkt, wenn Sie Ihre Wirbelsäule stärker aufrichten und den Blick heben, und dabei darauf achten, wie sich diese subtilen Veränderungen auf Ihr Selbstempfinden auswirken.

Wenn Sie mit der Erforschung Ihres somatischen Erlebens fortfahren, werden Sie möglicherweise verschiedene Bewegungsimpulse bemerken. Es kann zwar eine Weile dauern, bis Sie gelernt haben, Ihren Instinkten und Ihrer Intuition zu vertrauen, doch könnte dieser Prozeß Ihnen schließlich helfen, in Körper und Geist die Auflösung zu erreichen. Erforschen Sie, wie es ist, Ihrem Körper zu vertrauen und Empfindungen zu folgen, die Ihnen helfen, Anspannung aufzulösen. Falls Sie zu Verspannungen im Kieferbereich neigen, können Sie Ihre Empfindungen übertreiben, indem Sie leicht mit den Zähnen knirschen und anschließend den Mund zu einem gewaltigen Gähnen öffnen. Und wenn Sie es gewöhnt sind, Ihre Schultern nach oben zu ziehen, können Sie diesem Impuls so lange folgen, bis Sie Ihren Körper zu einem kleinen Ball zusammengerollt haben. Und schließlich können Sie frei assoziieren und dabei auf alle Gedanken, Erinnerungen und Bilder achten, die auftauchen, während Sie Ihre Empfindungen und Bewegungsimpulse würdigen.

Manchmal bewirkt der Prozeß der somatischen Umstrukturierung, daß Arme und Beine zittern, was zeigt, daß Sie seit langem bestehende physische Verspannungen auflösen. In der somatisch orientierten Psychologie wird dieser Prozeß der Auflösung von Anspannung aus dem Körper *Sequencing* (Aposhyan 2007) genannt. Beim Sequencing haben Gefühle die Möglichkeit, sich durch den ganzen Körper – und durch die Arme und Beine aus diesem hinaus – zu bewegen, bis Sie ein Gefühl der Erleichterung oder Befriedigung verspüren. Wenn es Ihnen gelingt, Anspannung aus Ihrem Körper aufzulösen, können Sie in Körper und Geist ein stärkeres Gefühl der Freiheit entdecken. Ihr Körper gibt Ihnen Feedback darüber, wann die Dinge, die in der Vergangenheit geschehen sind, Ihr Leben in der Gegenwart nicht mehr bestimmen.

Oft ist es für Embodiment-Übungen wichtig, mit einem Therapeuten zu arbeiten, weil habituelle somatische Muster manchmal schwer zu erkennen sind; sie sind in den Tiefen unserer Identität verankert. Ein in der Anwendung somatischer Methoden ausgebildeter Therapeut kann Ihren verkörperten Selbstausdruck mitfühlend spiegeln.

39 Heilung durch Bewegung

Richten Sie Ihre Aufmerksamkeit auf eine für Sie problematische Erinnerung. Reflektieren Sie über diese Situation in Ihrem Leben, und achten Sie unterdessen auf die Empfindungen in Ihrem Körper. Sie können den Körper auch vom Kopf bis zu den Zehen auf Anspannung untersuchen. Sind Ihnen die Gefühle und Empfindungen, die Sie entdecken, vertraut? Was geschieht, wenn Sie subtile Bewegungen erforschen, die Ihre Wahrnehmung dieser Körperbereiche verstärken? Vielleicht verhärtet sich dabei ein Bereich, oder Sie atmen tiefer in Ihre Empfindungen hinein.

Achten Sie darauf, ob Sie einen Drang verspüren, Ihren Körper zu bewegen. Vielleicht fällt Ihnen ein Impuls auf, mit Ihren Armen oder Füßen aktiv zu werden. Vielleicht wollen Sie Ihre Hände ausstrecken. Oder Ihre Beine bewegen sich, als würden Sie davonlaufen oder treten. Sie können auch ein Geräusch produzieren, das Ihrem Körpergefühl entspricht. Nehmen Sie sich soviel Zeit, wie Sie brauchen, um Bewegungen oder Geräusche auszumachen, die Ihren Körperempfindungen entsprechen. Lassen Sie spontane Bewegungen durch Ihre Arme oder Beine nach außen gelangen *(sequencing)*.

Wenn Sie das Gefühl haben, einen Abschluß erreicht zu haben, dann versuchen Sie, in einen Zustand der Stille einzutreten und dabei auf Ihre Verbindung zum Körper zu achten. Reflektieren Sie über die belastende Erinnerung, mit der Sie Ihre Arbeit begonnen haben, und stellen Sie fest, ob sich daran etwas verändert hat. Vielleicht verspüren Sie ein Gefühl der Befriedigung, oder die Anspannung in Ihrem Körper beginnt, sich aufzulösen – ein schwieriger Prozeß. Falls Sie merken, daß das Ergebnis Ihrer Bemühungen Sie frustriert, sollten Sie an der betreffenden Erinnerung im Rahmen einer Therapie arbeiten.

Sobald Sie sich dazu bereit fühlen, können Sie etwas über Ihr Erlebnis schreiben. Natürlich können Sie diesen Prozeß mit anderen Empfindungen oder anderen angespannten Bereichen wiederholen.

Ich kann lernen, meinen Empfindungen und Bewegungsimpulsen zu vertrauen. Ich bin ein verkörpertes Wesen.

Ein Licht im Dunkeln

Manchmal sind die hartnäckigsten PTBS-Symptome mit Ereignissen verbunden, an die sich die Betroffenen nicht klar erinnern. Unsere frühesten Erinnerungen, oft *implizite Erinnerungen* oder »Körpererinnerungen« genannt, werden nicht als Vorstellungsbilder, sondern als Empfindungen oder Zustände physiologischer Erregung gespeichert (Schore 2012). Weil unser Gehirn die sprachlichen Fähigkeiten, die wir brauchen, um Erinnerungen in Worte fassen zu können, erst entwickelt, wenn wir ca. drei Jahre alt sind, können implizite Erinnerungen in Form flüchtiger Bilder, unverbundener Fragmente oder unangenehmer physischer Empfindungen ohne bekannte Ursache zutage treten. Wenn während oder nach Ihrer Geburt medizinische Komplikationen aufgetreten sind, Sie in der frühen Kindheit vernachlässigt wurden oder als Kind unter Mißbrauch oder Mißhandlungen gelitten haben, können diese Erlebnisse als implizite Erinnerungen kodiert worden sein.

Implizite Erinnerungen sind nicht auf Erlebnisse in der frühen Kindheit beschränkt, denn auch traumatische Ereignisse werden in das implizite Gedächtnis aufgenommen. Deshalb ist es manchmal auch schwierig, sich an traumatische Ereignisse später im Leben zu erinnern. Traumabasierter Streß kann die Gehirnstrukturen beeinträchtigen, die an der Schaffung expliziter Erinnerungen beteiligt sind. Dadurch wird das Gehirn daran gehindert, das Trauma zu konsolidieren und in den Kontext vorangegangener Erlebnisse zu integrieren. Geschieht das nicht, entsteht die physiologische Grundlage für dissozierte Erinnerungen. Dissoziation ist nicht nur eine biologische Reaktion, sondern auch eine psychologische Defensivreaktion, die unerträgliche Emotionen, Empfindungen und Arousal-Zustände vom Bewußtsein fernhält.

Implizite Erinnerungen sind nicht zuverlässig. Oft enthalten sie lebhaft erinnerte Bruchstücke sensorischer Einzelheiten wie Gerüche, Geräusche oder Empfindungen. Allerdings geht aus wissenschaftlichen Untersuchungen über implizite Erinnerungen hervor, daß diese Bruchstücke die ursprünglichen Ereignisse nicht exakt wiedergeben (Loftus & Ketcham 1994/1995). Wenn wir eine Erinnerung reaktivieren, ergänzen wir sie fast immer durch neue Informationen, die mit unserem aktuellen mentalen Zustand und unserer derzeitigen Umgebung zusammenhängen. Außerdem sind wir wie alle Menschen Geschichtenerzähler. Wir ergänzen fehlende Elemente von Erinnerungen, weil wir das Bedürfnis haben, eine Erzählung so zu gestalten, daß sie unserem aktuellen Selbstempfinden entspricht.

Wir können von traumatischen Belastungen auch dann genesen, wenn wir uns nicht an alle Einzelheiten eines erlebten Traumas erinnern. Es mag zwar verlockend sein, Körpererinnerungen eine Erzählung überzustülpen, doch sollten wir statt dessen besser lernen, die mit der Erinnerung verbundenen somatischen Empfindungen zu beschreiben. Sie könnten dazu beispielsweise Wörter wie »kribbelig«, »heiß«, »dumpf«, »schwer« oder »scharf« verwenden. Allerdings kann es schwierig sein, über traumatische Erinnerungen zu sprechen oder sie zu beschreiben, insbesondere wenn Sie bei sich Symptome einer Dissoziation beobachtet haben. Sie können dann Empfindungen wie Übelkeit, Erschöpfung oder Benommenheit erleben. Außerdem können in bestimmten Körperbereichen Taubheitsempfindungen auftreten. In solchen Fällen ist es wichtig, sich den dissoziativen Symptomen oder Taubheitsempfindungen langsam zuzuwenden. Verfolgen Sie genau, was geschieht, wenn Sie sich weiter bemühen, die Abtrennung bestimmter Anteile Ihrer Person zu heilen. Oft ist es bei dieser Arbeit wichtig, Ressourcen wie die der Erdung, imaginärer Verbündeter oder des Selbstmitgefühls zu nutzen, insbesondere weil dieser Prozeß Schamgefühle oder Selbstzweifel hervorrufen kann.

Ziel der Therapie ist nicht die Wiederherstellung des Erinnerungsvermögens, sondern die Heilung des Traumas. Dies bedeutet, daß Sie wieder in die Lage versetzt werden, die Vergangenheit von der Gegenwart zu unterscheiden. Sie lernen so, Licht in die Dunkelheit zu bringen. Die Heilung findet statt, während Sie auf die Ihnen heute offenstehenden Entscheidungsmöglichkeiten fokussieren. Dadurch gelingt es Ihnen, Ihre Resilienz wiederherzustellen. Die nächsten beiden Übungen sollen Ihnen helfen, sich implizite Erinnerungen zu erschließen.

40 Arbeit an einer Erzählungserinnerung (*story memory*)

Manchmal ist Ihnen der Inhalt impliziter Erinnerungen bekannt, weil man Ihnen eine Geschichte über Ihr Leben erzählt hat. Was wissen Sie über die ersten zwei oder drei Jahre Ihres Lebens? Wissen Sie, was bei Ihrer Geburt geschehen ist? Wissen Sie, ob Ihre Eltern Sie gewollt haben? Wissen Sie, ob Sie in Ihrer frühen Kindheit irgendwelche medizinischen Komplikationen erlebt haben? Gab es in Ihrer Familie Verluste durch Todesfälle oder eine Scheidung? Reflektieren Sie ein wenig über eines dieser Erlebnisse, und achten Sie dabei auf in Ihrem Körper auftauchende Empfindungen. Wenn Sie möchten, können Sie sich einen Verbündeten vorstellen, der Sie in der heutigen Situation unterstützt. Achten Sie auch auf eventuelle Bewegungsimpulse. Beschreiben Sie zunächst, was Sie somatisch erleben. Was hilft Ihnen hinsichtlich dieser impliziten Erinnerung in Ihrem Körper und Geist, ein Gefühl der Auflösung zu erreichen? Schreiben Sie ein wenig darüber, was Sie erleben.

Ich vertraue darauf, daß es der Weisheit meines Körpers gelingt, mir die Erzählungen über meine Vergangenheit zu erschließen.

41 Arbeit an einer unbekannten Erinnerung

Manchmal ist der Inhalt impliziter Erinnerungen unbekannt. Es handelt sich dann möglicherweise um somatische Empfindungen, die mit nur wenigen oder keinerlei Bildern und Worten verbunden sind. In solchen Fällen geht es darum, Ihrem Erleben gegenüber neugierig zu bleiben. Zwar können Gedanken oder Bilder auftauchen, aber Sie sollten diese nicht allzu wichtig nehmen. Wenn Sie eine Geschichte über Ihr Erlebnis erzählen wollen, dann versuchen Sie, zu Ihren Empfindungen zurückzukehren. Stellen Sie fest, was geschieht, wenn Sie bei den Empfindungen bleiben. Falls Sie keine Empfindungen erkennen, dann bleiben Sie bei diesem Gefühl. Achten Sie auf Ihre Gedanken und Emotionen. Wenn Sie merken, daß Sie dazu neigen, Ihre Empfindungen als gut oder schlecht zu beurteilen, sollten Sie statt dessen auf Mitgefühl fokussieren und darauf, sich selbst zu akzeptieren. Sie können sich auch einen Verbündeten vorstellen, der Sie unterstützt und Sie begleitet. Achten Sie auch auf eventuelle Bewegungsimpulse. Beschreiben Sie Ihr somatisches Erleben. Was hilft Ihnen, in Ihren Empfindungen oder Ihren vagen Erinnerungen Ansätze einer Auflösung zu finden?

Schreiben Sie schließlich etwas über Ihr Erleben. Wenn es Ihnen schwerfällt, an Ihren Empfindungen oder vagen Erinnerungen direkt zu arbeiten, können Sie auch an impliziten Erinnerungen arbeiten, indem Sie auf den in Übung 35 (S. 139) beschriebenen Prozeß des Pendelns zurückgreifen. Traumatische Erinnerungen, die präverbaler Natur sind oder dissoziative Elemente umfassen, können sehr problematisch sein. Die Unterstützung dieser Art von Arbeit ist am besten im Rahmen einer Therapie möglich.

____

____

____

____

____

Meine Heilung erfordert nicht, daß ich mich an alle Einzelheiten früherer Erlebnisse erinnere. Mein Körper ist mein Lehrer.

Das Erbe früherer Generationen

Das unaufgelöste Trauma einer Generation kann auf die nächste und weitere folgende übergehen. Ein *transgenerationales Trauma* kann direkt oder indirekt übermittelt werden. Beispielsweise könnte Ihr Vater das Gefühl gehabt haben, er sei für seinen Vater nicht gut genug, oder Ihre Mutter könnte in einem Haushalt aufgewachsen sein, in dem Vernachlässigung Normalität war. Vielleicht hat jemand in Ihrer Familie den Tod eines Kindes erlebt, der nie betrauert wurde, oder jemand war Zeuge eines traumatischen Ereignisses wie etwa des Holocausts oder des Atombombenabwurfs über Hiroshima. Was passiert, wenn solche Traumata tabuisiert waren und nie jemand darüber sprach?

Wurden Traumata früherer Generationen nie verarbeitet, kann das Ihre zukunftsorientierte Energie verlangsamen oder anderweitig beeinträchtigen und ein Gefühl der Schwere oder Stagnation verursachen. Außerdem kann sich dies auf Ihre Beziehungen zu wichtigen Bezugspersonen und Ihren Kindern auswirken. Wenn Sie als Kind für Ihre Mutter sorgen mußten, erscheint es Ihnen möglicherweise als unerträglich, sich um ein eigenes Kind kümmern zu müssen, weil für Sie selbst nie jemand da war. Vielleicht haben Sie auch große Angst, ein Kind zu verlieren, und entdecken dann, daß Ihre Großmutter mit einem ähnlichen Verlust konfrontiert war. Vielleicht ertappen Sie sich dabei, daß Sie Ihr Kind ständig zurechtweisen oder sogar anbrüllen, obwohl Sie sich geschworen hatten, sich anders zu verhalten als Ihre eigenen Eltern.

Warum wiederholen wir schmerzhafte emotionale Muster und Verhaltensweisen über Generationen? Transgenerationale Traumata gehen oft durch implizite Erinnerungen, die Erlebnisse in Form von Empfindungen und Emotionen bewahren, auf die nächste Generation über. Ein Weg der Weitergabe eines solchen Erbes über Generationen hinweg sind frühe Bindungsbeziehungen zwischen Eltern und Kindern. Eigenarten des Gesichtsausdrucks, des Klangs der Stimme und der Berührung können über viele Generationen von den Eltern an die Kinder weitergegeben werden. Sie selbst erleben dann belastende Empfindungen, Emotionen und Symptome einer körperlichen Krankheit, ohne eine nachvollziehbare Ursache zu erkennen. Zunächst suchen Sie dann vermutlich nach einer Verursachung bei sich selbst, um Ihre Symptome zu erklären. Bei einer Untersuchung des Stammbaums Ihrer Familie jedoch könnten Sie entdekken, daß Ihre Symptome mit traumatischen Ereignissen lange vor Ihrer Geburt zusammenhängen. Möglicherweise handelt es sich um Relikte unaufgelöster Traumata, die Ihre Vorfahren vor mehreren Generationen erlebt haben.

Unaufgelöste Traumata verändern die Reaktion Ihres Körpers auf Streß, und physiologische Veränderungen dieser Art können auf nachfolgende Generationen übergehen. Beispielsweise erkranken Kinder, deren Mütter an einer PTBS litten, mit höherer Wahrscheinlichkeit selbst an einer PTBS, wenn sie mit traumatischen Ereignissen konfrontiert werden (Yehuda 2008). Dieses Beispiel für die transgenerationale Übermittlung eines Traumas beruht teilweise darauf, daß sich die Art, wie Eltern nach einer Traumatisierung ihre Kinder aufziehen, verändert. Erkranken Väter oder Mütter an einer PTBS, empfinden sie eher Angst und Besorgnis, und es fällt ihnen oft schwer, ihren Kindern die Freiheit zuzugestehen, die Welt zu erforschen, weil sie fürchten, ihnen könnte etwas zustoßen. Sie wirken dann oft wütend, kontrollbesessen oder zudringlich, und ihre Kinder reagieren darauf, indem Sie ängstlich oder unterwürfig werden oder selbst zu Wutausbrüchen neigen. Solche genetischen Veränderungen und die transgenerational übermittelten Verhaltensweisen können die emotionale und körperliche Gesundheit beeinträchtigen. Aus evolutionärer Sicht kann man annehmen, daß solche Kinder für Streß prädestiniert oder biologisch darauf vorbereitet sind.

Vielleicht haben Sie schon Erzählungen über schwierige Situationen, mit denen frühere Generationen Ihrer Familie konfrontiert waren, gehört. Wenn nicht, sollten Sie sich die Zeit nehmen, sich mit Ihren Vorfahren zu beschäftigen, denn die Auseinandersetzung mit dem eigenen Erbe der Traumata früherer Generationen Ihrer Familie kann für die Wiederherstellung Ihrer emotionalen Gesundheit und Ihres körperlichen Wohlbefindens sehr wichtig sein (Wolynn 2016/2017). Eine solche Recherche kann Ihnen Erkenntnisse über Ihre Symptome liefern und Sie auf unsichtbare Barrieren hinweisen, die Ihnen den Weg zu Ihren Lebenszielen versperren. Am wichtigsten jedoch ist, daß Sie sich damit die Möglichkeit erschließen, Ihre eigene Zukunft völlig neu zu gestalten. Was Ihnen von früheren Generationen übergeben wurde, können Sie spüren und überwinden. Befassen Sie sich mit den Erzählungen über Vorfahren, die Sie gehört haben. Sie können deren Verluste betrauern oder herausfinden, wie Sie deren Verfehlungen wiedergutmachen können. Selbst wenn es unmöglich ist, etwas über Ihre Vorfahren herauszufinden, können Sie deren Leben im eigenen Körper nachspüren. Lernen Sie, auf Ihre Heilungsfähigkeit zu vertrauen, indem Sie Spannungen in Ihrem Körper auflösen, dadurch Raum für Emotionen schaffen und sich von einschränkenden Überzeugungen lösen, die Sie daran hindern, frei zu leben. Die achtsame Ausführung verkörperungsfördernder Übungen kann Ihnen helfen, die Gegenwart von der Vergangenheit zu unterscheiden.

Jede Erzählung kann fesseln oder befreien, je nachdem, wie sie erzählt wird. Wenn Sie erkennen, daß Sie ein familiäres Erbe in Form eines transgenerationalen Traumas haben, müssen Sie entscheiden, wie diese Erzählung enden soll. Sie können sich von den Lasten der Vergangenheit lösen. Wie wäre es, wenn Ihre Vorfahren sich gewünscht hätten, daß Sie die bestmögliche Version Ihrer selbst sind? Was halten Sie davon, sich vorzustellen, daß die Generationen, die Ihnen vorangegangen sind, hinter Ihnen stehen und Ihnen das Beste wünschen? Können Sie sich eine Zukunft vorstellen, die von neuen Möglichkeiten bestimmt wird? Wer werden Sie einmal sein? Was werden Sie selbst an die nächste Generation weitergeben?

42 Transgenerationale Heilung

Diese Übung lädt Sie ein, über die Generationen vor Ihnen nachzudenken, sowohl über die noch lebenden wie auch über die verstorbenen. Denken Sie an Ihre Ursprungsfamilie – Ihre Großeltern, Ihre Urgroßeltern und alle anderen Verwandten, die Ihnen in den Sinn kommen. Haben Sie etwas über traumatische Ereignisse gehört, die Ihre Eltern oder frühere Generationen Ihrer Familie erlebt haben? Wissen Sie von irgendwelchen Familiengeheimnissen? Ist Ihnen bekannt, ob bestimmte traumatische Erlebnisse oder Verluste nie vollständig geheilt wurden? Haben Sie von unabgeschlossenen Vorgängen gehört?

Was spüren Sie in Ihrem Körper, wenn Sie über Ihre Familie reflektieren? Bemerken Sie Emotionen? Fallen Ihnen Sie selbst oder die Welt betreffende Überzeugungen ein? Wie läßt sich am besten beschreiben, was Sie in diesem Moment erleben? Durch die Beschäftigung mit Erzählungen über frühere Ereignisse können Sie Lösungen finden, die Ihrer Zukunft die besten Dienste leisten. Was würde Ihnen helfen, noch bestehende Verletzungen, Ressentiments, Ängste oder Sorgen aufzulösen, die von früheren Generationen auf Sie übergegangen sind? In welcher Hinsicht können sogar die belastenden Erlebnisse Ihrer Eltern und anderer Vorfahren Ihnen helfen, ein stärkerer oder besserer Mensch zu werden?

Die Beschäftigung mit meinen familiären Wurzeln hilft mir, mich zu meiner Zukunft hin zu entwickeln.

Ohne Schlamm kein Lotus

Die Psychologie nach C. G. Jung bezeichnet die transformierende Arbeit der Pflege traumatischer Wunden als *Arbeit am Schatten.* Zum Schatten gehören alle Teile von uns, die wir der Welt nicht offenbaren, weil uns das als zu riskant erscheint. Der Schatten enthält all das, was Sie lieber nicht wären. Man kann sich die Arbeit am Schatten wie eine Art Revision der schmutzigen Orte vorstellen, die in der Vergangenheit einmal eine Rolle für uns gespielt haben. In seinem Buch *Ohne Schlamm kein Lotus* (2015) erklärt der buddhistische Lehrer Thich Nhat Hanh (2014/2015), daß ein Lotus sich nur entwickeln kann, wenn er im Schlamm wurzelt. Er erinnert uns durch dieses Gleichnis daran, daß wir unser Leiden nutzen müssen, um unser Glück zu finden. Er warnt auch vor der Gefahr, im Dreck stecken zu bleiben, weil wir dann nur noch unser Leiden sehen. Vermeiden wir unseren Schmerz hingegen, können wir uns nicht weiterentwickeln.

Der Schatten kann in Ihrem Körper und in Ihrer Psyche existieren. Er kann sich in Form von Trauer, Überzeugtsein von der eigenen Wertlosigkeit, lebhafter Träume oder Mustern der Anspannung, des Schmerzes und der Krankheit äußern. Wir können den Schatten auch in starken Reaktionen auf bestimmte Geschichten, Filme oder Mythen entdecken. Doch unabhängig davon, ob der Schatten persönlicher Natur oder mit Ihrer Familie oder Kultur verbunden ist, die entsprechenden Themen müssen ins Licht des Gewahrseins gebracht werden, damit sie nicht zu blinden Flecken in Ihrem Leben werden. Bei einer Fahrt in Ihrem Auto bringen Sie sich in Gefahr, wenn Sie sich nicht umschauen, um den toten Winkel im Blick zu behalten. Das gleiche gilt für alle Bereiche des Lebens. Wenn Sie lernen, sich diesen verborgenen Orten zuzuwenden, sind Sie besser in der Lage, sich zu schützen und sich erfolgreich in der Welt zu bewegen. Indem Sie sich mit Ihrem persönlichen Leiden befassen, können Sie auch Mitgefühl dem Leiden anderer gegenüber entwickeln (Halifax 2004). So können Sie lernen, wie tief wir alle miteinander und mit unserem Planeten verbunden sind.

Wenn Sie eine Verbindung zu Ihrem Schatten spüren, können Sie sich fragen: »Was willst du mir hier beibringen?« oder: »Was brauchst du von mir?« Dies kann zur Erforschung unangenehmer oder unerwünschter Erinnerungen, Emotionen und Körperempfindungen führen. Bei der Arbeit am Schatten geht es nicht darum, die Dunkelheit zu überwinden, aber man sollte sich auch nicht darin verfangen. Ziel ist vielmehr, zum eigenen Schmerz in Kontakt zu treten und sich dadurch transformieren zu lassen. Sie werden auf diese Weise zum Alchimisten, der das Blei traumatischer Erlebnisse in das Gold der Einsicht verwandelt. Die Arbeit am Schatten ist Teil der Heldenreise. Welche Werkzeuge oder Verbündete brauchen Sie, um sich mit Ihrer Furcht anzufreunden und um sich mit Ihren inneren Dämonen zu konfrontieren?

Den Inhalt Ihrer Träume und Albträume zu erforschen ist eine sehr effektive Möglichkeit der Arbeit am Schatten. Wenn Sie einen Traum erforschen wollen, können Sie annehmen, daß alle darin vorkommenden Personen und Symbole Teile von Ihnen sind. Erwecken Sie diese Bilder zum Leben, indem Sie etwas darüber schreiben, sie in einer Therapie erforschen, sie in Ihrer Vorstellung abwandeln oder sie ausagieren. Sie können die verschiedenen Vorstellungsbilder auch als Teil von Ihnen selbst verkörpern. Dies ermöglicht Ihnen, in Ihrem Inneren nach der Bedeutung Ihres Traums für Sie persönlich zu suchen. Ihn zu deuten ist Ihre Sache. Sie können am gleichen Traum auch mehrmals arbeiten und so der Auffassung Rechnung tragen, daß ein Traum viele Bedeutungen haben kann, die sich Ihnen in Abhängigkeit davon offenbaren, wie und wann Sie ihn sich anschauen. Falls Sie Albträume haben, in denen Sie sich gefangen fühlen, oder wenn Ihre Träume vorzeitig enden, können Sie die Macht Ihres Geistes nutzen, um sich ein neues Ende auszudenken. Jung nannte dies *aktive Imagination* und meinte damit einen Prozeß, bei dem das Wachbewußtsein einem Traum einen zufriedenstellenderen Abschluß hinzufügt.

Falls Sie sich nicht an Ihre Träume erinnern, können Sie mit Phantasien ebenso verfahren. Vielleicht verfolgt Sie eine fixe Idee, die einen Ex-Partner betrifft, oder Sie sind von einem völlig Fremden fasziniert, der sich im gleichen Raum wie Sie befindet. Oder Ihnen fällt eine starke Abscheu oder ein Gefühl des Ekels in Reaktion auf einen Menschen aus Ihrem Umfeld auf. Sie können in Phantasien und Reaktionen enthaltenes Schattenmaterial freisetzen, indem Sie das, was dieses Objekt oder die Person für Sie repräsentiert, wieder zugänglich machen. Vergegenwärtigen Sie sich die betreffende Person, und sagen Sie: »Du bist der Teil von mir, der …«, und nehmen Sie dann einfach zur Kenntnis, was auftaucht.

Seien Sie bei der Arbeit am Schatten offen für die Gaben der Selbstentdekkung. Die Auseinandersetzung mit dem Schatten beleuchtet nicht nur die dunkleren Anteile Ihrer Persönlichkeit, sondern erschließt Ihnen auch abgelehnte positive Anteile. Denken Sie daran, daß es um eine Suche nach Ganzheit geht. Vielleicht haben Sie Botschaften erhalten, nach denen Sie klein bleiben sollten oder die Ihnen einzureden versuchen, daß Sie »zuviel« waren. Sie könnten die Arbeit am Schatten dann als Einladung verstehen, Ihre Stärken und Ihr Potential in Besitz zu nehmen. So wie das Gleichnis der Lotusblüte kann Ihnen die Arbeit am Schatten helfen, Ihre Fähigkeit zu wachsen anzunehmen.

43 Arbeit am Schatten

Reflektieren Sie eine Weile über das, was Sie soeben über den Schatten gelesen haben. Ist Ihnen klar, wie Ihr Schatten sich Ihre Aufmerksamkeit zu sichern versucht? Vielleicht erinnern Sie sich an einen beeindruckenden Traum oder an eine starke Reaktion auf einen Film oder ein Buch. Oder Ihnen ist eine starke positive oder negative Reaktion auf eine andere Person aufgefallen. Wählen Sie ein Erlebnis dieser Art als Fokus für die Arbeit am Schatten. Achten Sie auf Empfindungen in Körper und Geist, während Sie sich das Bild, das Gefühl oder die Person vor Augen führen. Verweilen Sie ein wenig bei der Formulierung »Du bist der Teil von mir, der …«, und registrieren Sie, was Ihnen in den Sinn kommt. Fragen Sie das Bild oder das Gefühl: »Warum bist du gekommen? Was willst du mich lehren?« Achten Sie nun darauf, was auftaucht, wenn Sie fragen: »Was brauchst du von mir?« Nehmen Sie sich die Zeit, die Sie brauchen, um Ihre Reaktionen aufzuschreiben; und machen Sie sich bewußt, daß Sie diesen Prozeß nötigenfalls mit anderen Träumen, Vorstellungsbildern, Phantasien und Reaktionen wiederholen können. Zwar gibt es viele Möglichkeiten, Schattenmaterial ohne fremde Hilfe zu integrieren, doch gibt es auch Situationen, in denen Sie therapeutische Unterstützung brauchen, um abgespaltene, verborgene oder geleugnete Anteile von sich zu prozessieren.

Indem ich meinen Schatten ehre, würdige ich meine Ganzheit.

Rückblick auf das Kapitel

Dieses Kapitel wollte Ihnen helfen, sich direkter mit dem durch traumatische Ereignisse und Verluste hervorgerufenen Schmerz zu befassen. Dieser vertiefte Prozeß der Selbsterforschung erforderte, daß Sie Ihre Randbereiche untersuchen, eine stärkere Toleranz gegenüber Unbehagen entwickeln und die Nachwirkungen traumatischer Erlebnisse aus Ihrem Körper entfernen. Sie haben Ihre Rhythmen der Expansion und Kontraktion erforscht. Und Sie haben Ihre Gefühle bezüglich des Veränderungsprozesses untersucht und eine befähigende Ressource entwickelt, die Ihnen hilft, die Stärke zu finden, die Sie brauchen, um Ihre persönlichen Hindernisse zu überwinden. Sie haben Empfehlungen für die Traumaverarbeitung aus Sicht der EMDR-Therapie und der somatischen Umstrukturierung erhalten. Weiterhin haben Sie sich die Anteile von sich angeschaut, die Ihre Bemühungen um Heilung sabotieren oder die Scham bewahren, und Sie haben sich in der Stärkung Ihres Selbstmitgefühls geübt. Und schließlich haben Sie Fertigkeiten der Verarbeitung von Erinnerungen und der somatischen Umstrukturierung auf präverbale Ereignisse und transgenerationale Traumata angewendet. Alle diese Ansätze sind Aspekte der Arbeit am Schatten – ein Prozeß, der Ihnen hilft, Ihre Ganzheit zurückzugewinnen.

Beim weiteren Durcharbeiten dieses Buchs sollten Sie bedenken, daß Wachstum und Entwicklung nicht geradlinig verlaufen. Sie können zu Ihren Ressourcen aus Kapitel 2 und den transformierenden Übungen dieses Kapitels zurückkehren, um den vor Ihnen liegenden Pfad durch neue Energie zu stärken.

Rückblick und Reflexion

Nehmen Sie sich Ihre Antworten auf die Selbstreflexionsübungen in diesem Kapitel noch einmal vor. Was haben Sie über sich gelernt? Wessen sind Sie jetzt gewahr?

Erwachen

Erblühen zu posttraumatischem Wachsen

Das Durcharbeiten traumatischer Ereignisse führt oft zu einer Verstärkung des Selbstgewahrseins und hilft, die eigenen Stärken besser zu erkennen. Sie werden sich in diesem Kapitel auf die Integration der in den vorherigen Kapiteln gewonnenen Erkenntnisse konzentrieren. Man könne dies mit der Phase vergleichen, in der Sie sich um die Sprößlinge in Ihrem Garten kümmern müssen. Diese sind noch sehr klein und brauchen Schutz und sorgsame Pflege. Sie sollten sich ihnen nicht aggressiv nähern. Jede Jahreszeit des Transformationsprozesses fördert das Selbstmitgefühl und nährende Ruhe, so daß Sie verwurzelt bleiben, während Sie wachsen. Das Sonnenlicht Ihres Gewahrseins kann Ihnen helfen, zu Ihrem vollen Potential zu erblühen, indem Sie Gedanken und Handlungen fördern, die Sie am besten unterstützen. Sie selbst müssen entscheiden, welche Aspekte Ihres Lebens Sie fördern und zum Erblühen bringen wollen. Sie fördern die posttraumatische Entwicklung, indem Sie aktiv erforschen, welchen Sinn Sie dem, was Sie erleben, zuschreiben. Vielleicht gelingen Ihnen tiefgründige Selbstentdeckungen, die Ihnen ohne die Konfrontation mit Verlusten und Herausforderungen niemals gelungen wären. Im vorliegenden Kapitel werden Sie sich auf Ihre Stärken konzentrieren und darauf, ein sinnvolles Leben aufzubauen.

Vom Schmerz zur Möglichkeit

Eine der wichtigsten Möglichkeiten, über Widrigkeiten hinauszuwachsen, besteht in der Art, wie wir das, was wir erleben, deuten oder mit einem Sinn versehen (Tedeschi et al. 2018): Insbesondere posttraumatisches Wachsen wird durch die Reflexion über unsere Erlebnisse gefördert, insofern die Reflexion ihnen einen Sinn und Zweck zuschreibt. In diesem Sinne können *traumatische Ereignisse Katalysatoren für Wachstum* sein. Beispielsweise kann uns klar werden, daß wir stärker sind, als wir bisher angenommen hatten; wir können uns mit höherer Wahrscheinlichkeit so annehmen, wie wir sind; wir können das Leben besser würdigen; wir können neue Interessen oder Leidenschaften entwickeln; und wir können neue spirituelle Perspektiven entdecken (Tedeschi et al. 2018). Entscheidend ist, daß das Gewinnen von Sinn aus einem Trauma uns hilft, mit dem Mangel an Sinn oder der überwältigenden Sinnlosigkeit fertig zu werden, die oft mit Gewaltakten, mit Mißbrauch und sogar mit Naturkatastrophen verbunden ist (Frankl 1959/2006/1946). Es kann als fast unmöglich erscheinen, solche Ereignisse zu verstehen, insbesondere wenn sie auf dem Handeln von Mitmenschen beruhen. Doch genau dies ist das Ziel der Traumaheilung: daß wir über unsere Verluste reflektieren und entdecken, was uns hilft, dem Leiden einen Sinn abzugewinnen.

Die Suche nach einem Sinn ist nicht das gleiche wie zu sagen: »Alle Dinge geschehen aus einem bestimmten Grund« – eine Aussage, die sowohl verwirrend als auch verletzend wirken kann. Sinn entsteht, wenn wir uns dazu verpflichten, Verzweiflung so lange durchzuarbeiten, bis wir Hoffnung auf die Zukunft verspüren. Manchmal bringen traumatische Erlebnisse uns dazu, Überzeugungssysteme, die uns bisher ein Sinngefühl vermittelt haben, in Frage zu stellen. Möglicherweise müssen Sie Ihre spirituellen Überzeugungen hinterfragen, sich das erste Mal wirklich mit Ihrer Spiritualität auseinandersetzen oder sich fragen, wie eine göttliche Präsenz (Gott, die universelle Lebenskraft, der unendliche Geist) all die Greueltaten und all das Böse in der Welt zulassen kann. Letztlich ist Ihre Antwort auf diese Fragen und der Sinn, den Sie einem Trauma zuschreiben, etwas sehr Persönliches. Es gibt keinen universellen Sinn, der sich auf alle Menschen und alle Situationen übertragen läßt. Sie müssen herausfinden, was sich nach Ihrer Meinung richtig anfühlt, und nur Sie wissen, wann Sie genau die richtigen Worte gefunden haben.

Sinn entstammt gewöhnlich drei Quellen, und jede von ihnen ist mit den Werten verbunden, die Sie auf sich selbst und Ihr Leben bezogen hegen (Frankl 1986/1946). Die erste Sinnquelle ist mit dem Hegen *kreativer Werte* verbunden, wobei der Sinn mit einem Schöpfungsakt einhergeht ist, beispielsweise mit musikalischem, malerischem, architektonischem oder intellektuellem Ausdruck. Das bedeutet, daß der Akt des Hausbaus, des Schreibens eines Buches und der Fertigstellung eines Gemäldes uns hilft, unseren Kämpfen einen Sinn zu geben.

Die zweite Sinnquelle ergibt sich aus der Existenz *erlebensbasierter Werte*, was beinhaltet, daß der Sinn aus inspirierenden, das Leben verändernden Augenblicken resultiert. Solche Augenblicke können wir in Empfindungen der Ehrfurcht angesichts der Schönheit der Natur erleben, wenn wir das Wunder der Geburt eines Kindes spüren, wenn wir die Welt erforschen, indem wir sie bereisen, oder wenn wir uns von einem anderen Menschen zutiefst geliebt fühlen. Die dritte Sinnquelle resultiert aus der Existenz *einstellungsbezogener Werte*, womit die Fähigkeit, über die Umstände unseres Lebens zu reflektieren, gemeint ist. Sie haben sich zwar nicht aussuchen können, was Sie erlebt haben, aber Sie können frei entscheiden, wie Sie auf diese Erlebnisse reagieren wollen. Ihre Überzeugungen und Einstellungen verhelfen Ihnen zu dieser Freiheit.

Wenn Sie das erste Mal die Reise zur Sinngebung antreten, ist es von Nutzen, dies im Rahmen einer vertrauensvollen und mitfühlenden Beziehung zu tun, so wie es bei der Arbeit mit einem Therapeuten möglich ist. Sich mit einem anderen Menschen zusammen auf die Sinnsuche zu begeben, kann besonders wichtig sein, wenn Sie ständig von einem Gefühl der Hilflosigkeit oder Verzweiflung begleitet werden; denn die Gegenwart eines anderen Menschen kann Sie daran erinnern, daß eine Veränderung möglich ist. Mit diesem anderen gemeinsam können Sie zu neuen Schlußfolgerungen über in der Vergangenheit empfundenen Schmerz gelangen und neue Möglichkeiten für die Zukunft entdecken.

Weil die Sinngebung ein fortlaufender Prozeß ist, sollten Sie sich zugestehen, Ihre Geschichte so lange zu verändern, bis Sie ein für Sie zufriedenstellendes Ende erreicht haben. Je schwieriger das traumatische Erlebnis oder der Verlust für Sie war, um so intensiver werden Sie arbeiten müssen, um Ihre innere Stärke, Ihren Mut und Ihr Gefühl der Hoffnung zu finden. Sobald Sie Ihre Geschichte formuliert und zu einem zufriedenstellenden Abschluß gebracht haben, können Sie beschließen, sie anderen mitzuteilen. Dies hilft Ihnen, das Erlebte zu integrieren und zu einem tieferen Selbstempfinden zu gelangen.

44 Dem Leiden einen Sinn abgewinnen

Reflektieren Sie ein wenig über die traumatischen Ereignisse oder Verluste, mit denen Sie fertig werden mußten. In welcher Hinsicht haben Sie bezüglich des in der Vergangenheit Erlebten bereits einen Sinn kreiert? Wie haben diese Erlebnisse Sie verändert? Haben sie zu irgendwelchen Veränderungen zum Positiven geführt? Sind Ihnen Stärken bewußt, die Sie aufgrund der schwierigen Erlebnisse entdeckt haben? Was können Sie mit den Beschreibungen der kreativen, erlebensbasierten und einstellungsbezogenen Werte anfangen? Wie bringen Sie diese Werte momentan in Ihrem Leben zum Ausdruck?

Ich kann frei entscheiden, welchen Sinn ich meinen einzigartigen Erlebnissen zuschreibe und wie ich auf sie reagiere. Ich kann vom Schmerz zu neuen Möglichkeiten gelangen.

Leidenschaft und Zielsetzung

Man kann Werte mit einer Art Kompaß vergleichen, der uns dazu motiviert, uns in Richtung unserer Träume zu entwickeln. Werte werden zwar manchmal mit Zielen verwechselt, doch gibt es zwischen beiden einen wichtigen Unterschied. Werte haben etwas mit dem zu tun, wofür Sie stehen und worum es in Ihrem Leben gehen soll, wohingegen Ziele konkrete Erfolge beschreiben, die zu erreichen Ihre Werte Sie motivieren. Somit sind Werte die Grundprinzipien, auf denen zielorientiertes Verhalten basiert. Wenn Sie beispielsweise kreativen Ausdruck schätzen, könnten Sie das Ziel haben, ein Gemälde fertigzustellen. Und wenn Neugier für Sie ein wichtiger Wert ist, könnte Ihr Ziel darin bestehen, eine neue Fertigkeit zu erlernen. Wichtig ist, daß Sie ein sinnvolles Leben fördern, wenn Sie im Einklang mit Ihren Werten leben; deshalb ist es wichtig, darüber zu reflektieren, ob das Leben, das Sie führen, wirklich darauf ausgerichtet ist, Ihnen ein Sinngefühl zu vermitteln (Hayes 2005/2007). Beispielsweise könnte es Ihnen wichtig sein, schöne Dinge mit anderen Menschen zu erleben, obwohl Sie nur selten mit anderen interagieren. Wenn zwischen Ihren Werten und Ihrer tatsächlichen Lebensweise eine solche Kluft besteht, kann das zu Frustration und Unzufriedenheit führen.

Sie können Ihr Wohlbefinden verbessern, indem Sie die Diskrepanzen zwischen Ihrem augenblicklichen realen Leben und Ihrem idealen Leben verringern. Sie können diese Kluft beseitigen, indem Sie Geist, Emotionen, Körper und Verhalten zu einem kongruenten und kohäsiven Ganzen verbinden. Wertebasierte Handlungen helfen Ihnen, sich in Ihrem Leben erfüllt und verwirklicht zu fühlen. Wertebasierte Verhaltensweisen können den Ausdruck von Kreativität, Aufenthalte in der Natur, die Gesellschaft anderer Menschen, Sorgen für andere, Freiwilligenarbeit im Gemeinwesen, Engagement für eine gute Ausbildung und Zeit für spirituelle Reflexion einschließen.

Sie können Ihr Wohlbefinden auch fördern, indem Sie sich auf Ihre Fähigkeiten statt auf Ihre Defizite und Diagnosen konzentrieren (Seligman 2004/2003). Identifizieren Sie die Stärken, über die Sie bereits verfügen, und tun Sie jeden Tag etwas, das diese Stärken nutzt. Zu den Beispielen für verbreitete Stärken zählen Kreativität, geistige Offenheit, Lerneifer, Tapferkeit, Beharrlichkeit, Integrität, Güte, Fairness, Leadership, Demut, Fähigkeit zu vergeben, Dankbarkeit, Humor, Hoffnung und soziales Verantwortungsgefühl (Peterson & Seligman 2004). Wenn beispielsweise Güte eine Ihrer Stärken ist, können Sie erforschen, wie es sich anfühlt, jeden Tag einen beliebigen Akt der Güte auszuführen, indem

Sie beispielsweise zulassen, daß ein fremdes Auto in den Zufahrtsweg zu Ihrem Haus einbiegt, oder indem Sie einem Freund ein Kompliment machen. Und falls Sie ein starkes soziales Verantwortungsgefühl haben, könnten Sie herausfinden, wie es sich anfühlt, wenn Sie freiwillig für eine Sache arbeiten, an die Sie glauben.

Wenn Ihr Verhalten ein Ausdruck Ihrer Stärken und Werte ist, haben Sie eher das Gefühl, daß Ihr ganzes Leben um ein zentrales Selbstempfinden organisiert ist. Sie fühlen sich dann im Fluß Ihres Lebens. Vielleicht erleben Sie dann ein Gefühl der Mühelosigkeit oder Leichtigkeit beim Selbstausdruck in der Welt. Das Erkennen Ihrer Stärken und Werte kann Ihnen helfen, Ihre Bemühungen so zu konzentrieren, daß es Ihnen gelingt, Ihre Ziele zu erreichen. Aufgrund dessen können Sie ein Leben führen, das Ihren Leidenschaften und einem tiefen Sinngefühl zum Ausdruck verhilft.

45 Ihre Werte identifizieren

Denken Sie ein wenig darüber nach, welche Werte Ihnen im Leben wichtig sind. Zählt zu Ihren Werten, kreativ zu sein, zur Natur in Verbindung zu treten, Zeit mit geliebten Menschen zu verbringen, der Gemeinschaft, in der Sie leben, etwas zurückzugeben, Neues zu lernen oder sich Zeit für spirituelle Reflexion zu nehmen? Was verhilft Ihnen zu einem Sinngefühl? Denken Sie nun darüber nach, welche Arten von Menschen Sie bewundern. Welche Eigenarten oder Verhaltensweisen der Betreffenden wissen Sie besonders zu schätzen? Was lehrt Sie das über Ihre eigenen Werte? Wie wünschen Sie sich Ihr Leben in einem Monat oder Jahr? Was lehrt Sie diese ideale Zukunft über Ihre Werte? Nehmen Sie sich, wohl wissend, daß sich Ihre Werte verändern können, ein wenig Zeit, um eine Liste von Werten zusammenzustellen, auf die Sie sich momentan in Ihrem Leben konzentrieren möchten. Schauen Sie sich diese Liste anschließend noch einmal an, und reflektieren Sie darüber, wie oft Ihr Verhalten mit diesen Werten in Einklang steht. Schreiben Sie auf, wie Sie Ihr Leben gestalten könnten, damit es Ihre Werte besser spiegelt.

Um ein sinnvolles Leben führen zu können, wähle ich Verhaltensweisen, die meine Werte spiegeln.

46 Ihre Stärken erforschen

Schauen Sie sich die folgende Liste häufig vorkommender Charakterstärken an, und stellen Sie fest, welche davon für Sie charakteristisch sind: Kreativität, Aufgeschlossenheit, Lernfreude, Bescheidenheit, Bereitschaft zu vergeben, Dankbarkeit, Humor, Hoffnung und ein Gefühl sozialer Verantwortung. Fehlt in dieser Liste etwas, das Ihre Seele anspricht? In welcher Hinsicht befindet sich Ihr Leben schon jetzt mit Ihren Stärken im Einklang? Welche neuen Aktivitäten würden Ihnen helfen, den Einklang noch zu verbessern? Nehmen Sie sich ein wenig Zeit, um Ihre Gedanken hierzu aufzuschreiben.

Ich verbessere mein Wohlbefinden, indem ich mein Leben mit meinen Stärken in Einklang bringe.

Wille und Überantwortung

In der Praxis des Yoga gelten Wille und Überantwortung als Gegensätze, zwischen denen eine Balance bestehen muß. Wie die beiden Flügel eines Vogels müssen diese Eigenschaften ihre Aufgaben im Einklang miteinander erfüllen. Dies ist eine wunderbare Metapher für das Leben. Zuviel willensgetriebene Anstrengung birgt die Gefahr, daß wir uns selbst gegenüber aggressiv werden. Und eine zu starke Betonung der Überantwortung bewirkt, daß wir uns passiv oder in einem Zustand der Stagnation fühlen. Außerdem besteht eine zutiefst paradoxe Beziehung zwischen dem Fokussieren auf willentlich herbeigeführte Veränderungen und dem Bemühen, sich innerlich so zu akzeptieren, wie man ist. Manchmal ist unsere Fokussierung auf eine Veränderung so stark, daß wir unnötige Angst erzeugen. Doch ist die Wahrscheinlichkeit der Weiterentwicklung und der Verwirklichung unseres Potentials deutlich größer, wenn wir uns zutiefst geliebt und akzeptiert fühlen, so wie wir sind (Rogers 1961/1995/1973). *Finden Sie heraus, was geschieht, wenn Sie darauf vertrauen, daß Sie Ihre Ziele erreichen können, ohne Ihre Entwicklung aggressiv zu forcieren.*

Um die Arbeit an der Verwirklichung Ihres Potentials zu unterstützen, können Sie es sich zur Gewohnheit machen, eine Intention festzulegen; dies beinhaltet, daß Sie Ihre Ziele, Hoffnungen oder Wünsche in Worte fassen. Intentionen erinnern uns daran, wie wir gern leben würden. Unsere Intentionen versorgen unsere Handlungen in der Welt mit Energie. Um eine Intention festzulegen, wählen Sie ein Wort oder formulieren eine kurze Phrase, die zum Ausdruck bringen, wie Sie gern leben würden. Ist Ihr Ziel beispielsweise, sich weniger oft selbst zu kritisieren, könnten Sie folgende Intention formulieren: »Ich beabsichtige, mich so zu lieben und zu akzeptieren, wie ich bin.« Wenn Sie gern ein ganzheitlicheres Leben führen möchten, könnte Ihre Intention lauten: »Ich beabsichtige zu würdigen, was mein Körper braucht.«

Bedenken Sie, daß sich Ihre Intentionen im Laufe der Zeit verändern können. Beispielsweise könnten Sie zunächst auf das Vergeben fokussieren wollen, doch im Laufe der Zeit könnte sich Ihre Intention zum Akzeptieren hin verlagern. Lassen Sie bei der Festlegung Ihrer Intention soviel Spielraum, daß Entwicklung und Veränderung möglich sind. Am wichtigsten ist, daß Sie sich nach dem Formulieren Ihrer Intention die Erlaubnis geben, sich zu überantworten und darauf zu vertrauen, daß Sie einen wichtigen Prozeß initiiert haben.

Sie können sich das Festlegen einer Intention wie das Pflanzen eines Samens im Garten Ihres Geistes vorstellen. Der Same enthält das Potential für Ihre

Visionen und Träume. Doch Sie müssen den Samen in die Erde legen und darauf vertrauen, daß er durch sein Wachsen und Erblühen Ihrem Leben Energie zuführen und es formen wird. Natürlich braucht der Samen geeigneten Boden, Wasser, Nährstoffe und Sonnenlicht. Sie können seine Entwicklung nicht forcieren, und Sie müssen den vollständigen Ausdruck Ihrer Intention dann zulassen, wenn der richtige Zeitpunkt dafür gekommen ist.

Die folgende klassische Erzählung aus der Sufi-Tradition veranschaulicht den Wert der Balance zwischen Willen und Überantwortung bezogen auf das Festlegen einer Intention zu wachsen. In der Geschichte sehnt sich ein Fluß danach, die weit entfernten Berge zu erreichen. Er ist schon sehr weit geflossen und ist zuversichtlich, daß er jedes Hindernis überwinden kann. Tatsächlich hat er sich seinen Weg durch Felsen gebahnt und eindrucksvolle Schluchten hinterlassen. Er hat Landschaften verändert und sich durch riesige Gebiete geschlängelt. Dann gelangt er zum Rande der Wüste und ist überzeugt, daß es seine Bestimmung ist, die großen Berge in der Ferne zu erreichen. Doch so sehr er sich auch abmüht, sein Wasser verschwindet im Wüstensand. Er versucht, durch den Sand zu kommen, findet aber keine Möglichkeit dazu. Dann hört er die Stimme der Wüste flüstern: »Wenn der Wind die Wüste durchqueren kann, kann das auch der Fluß.« Doch der Fluß ist entmutigt und denkt: »Der Wind kann fliegen, aber ich bin nicht wie der Wind.« Die Stimme spricht erneut: »Den Sand so zu überwinden, wie du es gewöhnt bist, wird dir nie gelingen. Lasse dich vom Wind aufsaugen.« Dem Fluß gefällt dieser Vorschlag nicht, weil er fürchtet, dadurch seine Identität zu verlieren. Wieder spricht die Wüste: »Der Wind wird dich über die Wüste zu den Bergen bringen.« Daraufhin fragt der Fluß: »Wie kann ich mir sicher sein, daß es gelingen wird?« Die Wüste antwortet: »Du kannst in keinem Fall bleiben, wie du bist, denn wenn du fortfährst wie bisher, wirst du entweder verschwinden oder als Sumpf enden.« Der Fluß nimmt seinen ganzen Mut zusammen und überantwortet sich. Er wird als Dampf in die Luft erhoben, vom Wind in die weit entfernten Berge geblasen, fällt dort als Regen zu Boden und wird wieder zum Fluß.

Hätte der Fluß in dieser Geschichte keinen Willen oder keine Sehnsucht gehabt, wäre er im Sand verschwunden. Aber ohne die Fähigkeit zur Überantwortung wäre es ihm nie gelungen, die Berge zu erreichen. Ebenso sollten auch Sie sich zugestehen, Intentionen zu entwickeln, die Ihre Bestrebungen und Ziele unterstützen. Vertrauen Sie darauf, daß Sie die Samen ausgesät haben, die Ihnen ermöglichen werden, Ihr Potential vollständig zu verwirklichen. Erforschen Sie dann, was möglich ist, wenn Sie sich überantworten, vertrauen und loslassen.

47 Ihre Intention festlegen

Was versuchen Sie in Ihrem Leben zu vermehren? Entdecken und notieren Sie eine oder mehrere Intentionen, die Ihnen helfen, diese Ziele zu erreichen. Sie können diese Intention am Morgen nach dem Aufwachen und noch einmal vor dem Zubettgehen aussprechen. Und wenn Sie sich regelmäßig einer Achtsamkeitsübung widmen, können Sie Ihre Intention vorher aussprechen oder sie jedesmal vor Beginn Ihrer Übung in Ihr Tagebuch schreiben. Als sehr wirksam hat sich auch erwiesen, die Intention einer anderen Person mitzuteilen, weil ein Zeuge Ihnen helfen kann, die Intention in der Welt zu verankern. Denken Sie daran, daß Sie an Ihrer Intention nicht starr oder angestrengt festhalten müssen. Finden Sie heraus, was geschieht, wenn Sie darauf vertrauen, daß Sie einen Prozeß in Gang gesetzt haben. Überantworten Sie sich, und stellen Sie fest, was Ihnen im Laufe der Zeit auffällt.

Ich lebe mit einer Intention. Ich bemühe mich um ein ausgewogenes Verhältnis zwischen willentlichen Akten der Veränderung und Überantwortung.

Zeit zum Ausruhen

Es gibt Situationen, in denen wir einfach darauf vertrauen müssen, daß wir hart genug gearbeitet haben. Es ist okay, sich zu erlauben, sich eine Weile auszuruhen. Zu starkes Fokussieren auf Weiterentwicklung kann unsere Ressourcen erschöpfen. Bauern wissen, daß es Situationen gibt, in denen sie ein Feld brach liegen lassen müssen. Dann kann der Boden sich die durch zu intensiven Ackerbau verbrauchten Nährstoffe wieder beschaffen. Auch Sie können, wenn Sie sich erschöpft fühlen, Ihre Balance wiederfinden, indem Sie Ihr Leben verlangsamen und Ihr Gewahrsein nach innen richten. Das kann so aussehen, als würden Sie ein Nickerchen machen, sich einer Entspannungsübung widmen, eine erholsame Yoga-Übung ausführen, eine Massage erhalten oder früh zu Bett gehen. Ihr Bedürfnis nach Ruhe zu erkennen hilft Ihnen, sich während Ihrer transformierenden Reise zu zügeln; letztlich verbessert das Ihre Fähigkeit zu neuem Wachsen.

Die meisten Menschen leben in einer Welt, die übermäßig stimuliert und ihr Nervensystem in einen ständigen Hyperarousalzustand versetzt. Denken Sie daran, daß Ungleichgewichtszustände in Ihrem Nervensystem Störungen Ihrer körperlichen Gesundheit hervorrufen können. Zuviel Streß kann Bluthochdruck, extreme Schwankungen des Blutzuckerspiegels und eine Unterdrückung des Immunsystems zur Folge haben. Hingegen können lange Zeitspannen der Immobilisierung zu Verdauungsstörungen, chronischem Schmerz und zur Entwicklung von Autoimmunerkrankungen beitragen. *Wenn es Ihnen gelingt, Entspannungsübungen und stärkende Übungen in Ihren Alltag einzubeziehen, hilft Ihnen das, Ihre Aktivitäten zu verlangsamen, Ihr Nervensystem zu beruhigen und ein stärkeres Gefühl der Balance zu entwickeln.* Entspannungsübungen neutralisieren die negativen Wirkungen unseres belastenden modernen Lebensstils und bieten durch die Nutzung der nährenden Aspekte des Parasympathischen Systems die Möglichkeit, Körper und Geist zu regenerieren. Der Schlüssel liegt also darin, daß wir eine gesunde Beziehung zum Ausruhen entwickeln, was allerdings erfordert, daß wir zwischen einer gesunden Entspannungsreaktion und einem Zustand, in dem wir uns kollabiert, erstarrt oder hilflos fühlen, unterscheiden können.

Regenerierende Übungen helfen auch, wieder gesund zu werden, indem sie das *endokrine System* tonisieren, das für die Regulierung des Schlafes, des Stoffwechsels, des Appetits, der Verdauung und des Hormonspiegels verantwortlich ist. Insbesondere stärken diese Übungen das endokrine System, indem sie den Kortisolspiegel senken, Depressionssymptome lindern, die Immunfunktion verbessern und die Verdauungsorgane tonisieren. Dies bewirkt, daß Sie besser in der Lage sind, Nährstoffe aufzunehmen und Abfall- und Giftstoffe auszuscheiden.

Wenn Sie sich Entspannungs- und Regenerationsübungen widmen, begeben Sie sich in einen ruhigen Raum, in dem Sie die Möglichkeit haben, einfach nur zu *sein*. In diesem Raum gibt es keine Gedanken, keine Handlungen und keine Produktivität. Wenn Sie in diesen Raum hinabsteigen, spüren Sie die Schwere Ihres Körpers. Vertiefen Sie sich in diese Art zu üben, werden Sie sich dem Ruf, nach innen zu gehen und sich auszuruhen, möglicherweise zunächst widersetzen. Vielleicht fürchten Sie, daß die Verlangsamung Ihrer Aktivitäten Sie im Zustand der Stagnation verharren läßt oder daß Sie dadurch eine Gelegenheit verpassen werden. Vielleicht haben Sie auch in der Vergangenheit Botschaften verinnerlicht, denen zufolge es Faulheit ist, wenn Sie nicht ständig produktiv sind. Wenn das bei Ihnen so ist, sollten Sie Ihr Verhältnis zum Ausruhen revidieren, indem Sie es zu einem gesunden Rhythmus umdeuten, der Ihnen letztlich ermöglichen wird, produktiver zu sein, wenn der richtige Zeitpunkt dafür gekommen ist.

Experimentieren Sie einmal mit der folgenden Übung. Sie können sie so oft wiederholen, wie Ihnen als notwendig erscheint. Versuchen Sie zu respektieren, wann es im Laufe eines Tages oder einer Woche für Sie an der Zeit ist, eine Ruhepause einzulegen. Eventuell ist es Ihnen nützlich, sich das Ausruhen wie eine Zugkraft vorzustellen, die Sie in Richtung Ihres Zentrums treibt – eine Chance, eine tiefe Verbindung zum Zentrum Ihres Seins herzustellen. Vielleicht ist es sogar eine Chance, spirituell eine Beziehung zu sich selbst herzustellen. Vertrauen Sie darauf, daß Sie zum richtigen Zeitpunkt gestärkt sein werden.

48 Entspannen und Regenerieren

Bereiten Sie sich nun auf die folgende Entspannungsübung vor. Dazu benötigen Sie einen Ort, wo Ruhe herrscht und Sie nicht gestört werden. Sie können sanfte, entspannende Musik ertönen lassen, wenn Sie das Gefühl haben, dadurch eine ruhige und friedliche Atmosphäre schaffen zu können. Dämpfen Sie möglichst das Licht, um Ihr Bestreben, das Gewahrsein nach innen zu richten, zu unterstützen. Falls Sie nur eine begrenzte Zeit zur Verfügung haben, können Sie einen Timer entsprechend einstellen. Nehmen Sie sich für die Entspannungsübung mindestens fünf Minuten Zeit; besser sind zwanzig Minuten.

Legen Sie sich entspannt auf den Rücken. Als Unterlage können Sie eine Yogamatte oder Decke benutzen. Mit einer weiteren Decke können Sie sich zudecken, damit Ihnen warm genug ist. Außerdem können Sie eine gefaltete Decke unter die Knie und ein kleines Kissen unter den Kopf legen. Machen Sie es sich so bequem wie möglich. Sobald Sie mit Ihrer Position zufrieden sind, können Sie sich Ihren Körper von den Zehen bis zum Kopf vergegenwärtigen. Lassen Sie alle Empfindungen, die aufkommen, zu, auch Anspannung und das Gefühl, eingeschränkt zu sein. Atmen Sie tief ein, und stellen Sie sich beim Ausatmen vor, Sie lösen sich von Ihren Anspannungen. Fahren Sie fort, auf Ihren Atem zu achten und sich zur Stille einzuladen. Spüren Sie die Schwere Ihres Körpers. Überantworten Sie sich dieser tiefen Entspannung. Nach Abschluß der Entspannungsübung kehren Sie allmählich in die sitzende Haltung zurück und lassen Ihre Augen sich langsam öffnen. Registrieren Sie, was Sie in Ihrer Umgebung sehen und hören. Sobald Sie sich dazu bereit fühlen, können Sie ein wenig darüber schreiben, was Sie erlebt haben.

Falls Sie mit dieser Übung Schwierigkeiten haben, können Sie sich noch einmal Übung 23 (»Sicherheit in Geist und Körper wiedererlangen«, S. 94) vornehmen, um Ihre Fähigkeit zu stärken, sich in einen parasympathischen Immobilisierungszustand zu versetzen.

Ich erlaube mir, mich auszuruhen.
So regeneriere ich Körper und Geist.

Vergrabener Schatz und verborgene Freuden

Wenn Sie Ihren Schmerz aus der Vergangenheit durchgearbeitet haben, könnten Ihnen positive Überzeugungen und Empfindungen auffallen, die Ihnen vorher verschlossen waren. Vielleicht waren Sie davon überzeugt, daß Sie nicht liebenswert waren oder es nicht verdient hatten, Freude zu empfinden. Vielleicht glaubten Sie auch, Sie könnten sich in dieser Welt nie sicher fühlen. Nachdem Sie Ihre traumatische Vergangenheit verarbeitet haben, erkennen Sie nun vielleicht, daß Sie es immer Wert waren, geliebt zu werden, oder daß Sie Entscheidungen im Interesse Ihrer Sicherheit treffen können. Wenn Sie das Gefühl haben, daß Sie mit Ihrer Vergangenheit im Reinen sind, fällt es Ihnen wahrscheinlich leichter, sich zu akzeptieren. Sobald Sie Zugang zu diesen Sie selbst betreffenden positiven Gefühlen und Überzeugungen haben, sollten Sie sich die Zeit nehmen, diese neuen Erlebnisse in Ihr Selbstgefühl zu integrieren. Sie können ein gutes Gefühl verstärken, indem Sie sich beruhigen, in die positiven Empfindungen hinein atmen und die nährende Kraft positiver Zustände auf sich wirken lassen.

Doch manchmal ist es schwierig, sich auf die positiven Elemente des Lebens zu konzentrieren. Dies gilt insbesondere für Menschen, die in ihrer Kindheit wenig Freude erlebt haben. Wenn das bei Ihnen so war, erinnern Sie sich möglicherweise daran, gescholten worden zu sein, weil Sie Ihren Enthusiasmus oder Überschwang zum Ausdruck brachten. Vielleicht hat man Ihnen auch eingetrichtert, daß es nicht gut sei, etwas Gutes zu feiern, weil man es dadurch zerstören könne. Dadurch haben Sie möglicherweise gelernt, »Ihr Licht unter den Scheffel zu stellen«, oder Sie haben vor positiven Emotionen generell Angst entwickelt. Und vielleicht haben Sie deshalb das Gefühl, daß Freude weniger wichtig ist als Schmerz und Trauer. Vielleicht beeinträchtigen aber auch Schuldgefühle Ihre Fähigkeit, sich glücklich zu fühlen.

Wir alle haben einen *Negativitätsbias*, der uns dazu bringt, negativen Erlebnissen mehr Bedeutung als positiven beizumessen, und besonders stark ist diese Tendenz bei Menschen mit einer Traumavorgeschichte. Um dieser Hervorhebung des Negativen entgegenzuwirken, müssen wir *aktiv* nach Positivem und Gutem in unserem Leben Ausschau halten. Dies ist besonders wichtig, wenn Sie Ihren positiven Emotionen nicht viel Bedeutung beimessen. Nach Dr. Rick Hanson können wir dem Glück in unserem Gehirn einen festen Platz sichern und den Negativitätsbias bekämpfen, indem wir uns im Sinne des Akronyms **HEAL** verhalten: Wir **H**aben ein positives Erlebnis, reichern es an *(**E**nrich),* **A**bsorbieren es und verbinden *(**L**ink)* positives und negatives Material schließlich miteinander (Hanson 2016/2013). Das Fokussieren auf positive Erlebnisse bedeutet nicht, daß man Schwierigkeiten leugnen soll; vielmehr geht es um die Integration nährender Augenblicke in das Leben als Ganzes. Sie reflektieren dann eher darüber, daß Ihr Leben sowohl schwierige als auch Freude bereitende Erlebnisse umfaßt. Durch entsprechende Übung wird es leichter, sich an Augenblicke des Glücks zu erinnern und sich gleichzeitig den eigenen Schmerz zu vergegenwärtigen.

Eine weitere Möglichkeit, positive Augenblicke stärker zur Geltung kommen zu lassen, besteht darin, daß Sie Ihre Freude mit anderen Menschen teilen. Wenn Sie jemanden an Ihrer Freude teilhaben lassen, entsteht die Möglichkeit zum intimen Austausch positiver Emotionen. Natürlich müssen Sie für diese Übung Menschen auswählen, die bereit sind, Sie und Ihre Errungenschaften zu würdigen. Ihre Offenheit kann eine andere Person dazu anregen, ihre eigene Freude zu erweitern, und das Aufblühen gemeinsamen Glücks begünstigen. Versuchen Sie, in der Folge dieses Sich-Mitteilens länger mit dem positiven Erleben verbunden zu bleiben.

Sie können das Verweilen in positiven Augenblicken auch durch *Dankbarkeitsübungen* fördern, beispielsweise in Form eines speziellen Dankbarkeitstagebuchs. Dankbarkeitsübungen kommen einer positiven Grundstimmung zugute, stärken den Optimismus, verringern Schmerzen und verbessern den Schlaf (Emmons 2007/2008). Experimentieren Sie selbst damit. Stellen Sie fest, was passiert, wenn Sie aktiv nach dem vergrabenen Schatz und den stillen Freuden positiver Augenblicke in Ihrem Leben suchen. Achten Sie auf Farben, Geräusche, Düfte und Geschmäcke, die mit freudigen Erlebnissen verbunden sind. Erlauben Sie sich, eine Tasse Tee voll und ganz zu genießen, oder verwöhnen Sie sich mit dem ganz besonderen Geschmack Ihres Lieblingsgerichts. Gehen Sie spazieren, und nehmen Sie sich die Zeit, die Farben von Bäumen, Gras und Himmel in sich aufzunehmen. Lassen Sie sich von den Dingen, die Sie lieben, nähren.

Welche Freuden entdecken Sie in Ihrem Atem oder den Empfindungen in Ihrem Körper? Welche Schätze birgt Ihre Vorstellung? Versuchen Sie, diese positiven Momente zu finden, ob in Ihrem Zuhause, in freier Natur oder in der Kreativität Ihres Geistes. Indem Sie sich solche positiven Momente und angenehmen sensorischen Erlebnisse genießen lassen, stärken Sie Ihre Fähigkeit, Freude, Glück und Begeisterung zu erleben. Wie Kinder Schatzkarten lieben und instinktiv wissen, warum es wichtig ist, nach Gold zu suchen oder verborgene Schätze auszugraben, verfügen auch Sie von Natur aus über die Fähigkeit, beharrlich nach dem Guten zu suchen und sich zu gestatten, freudig zu feiern, wenn Sie es gefunden haben. Lebendig zu sein ist ein großes Geschenk, aber manchmal vergessen wir das. Die kritischen Stimmen anderer und Ihrer selbst, die wie Piraten den Schatz der Freude stehlen, lassen Sie leer und erschöpft zurück. Die Fähigkeit, Freude zu erleben, mag in Ihrem Inneren verborgen sein, aber sie existiert in uns allen. Das tiefe Gefühl der Dankbarkeit dafür, daß wir leben, wartet darauf, von uns wiederentdeckt zu werden. Es mag Piraten geben, aber Sie sollten das Kind sein und die Schätze suchen, die das Leben für Sie bereithält.

49 Positive Emotionen verstärken

Denken Sie an eine Veränderung zum Positiven, die Ihnen beim Durcharbeiten problematischer Erlebnisse aufgefallen ist. Welche Worte oder welche Sie selbst betreffenden neuen Überzeugungen beschreiben diese Veränderung zum Positiven am besten? Welcher Emotionen sind Sie gewahr, während Sie diese Veränderung zum Positiven im Blick haben? Können Sie zulassen, daß sich irgendwelche positiven Gefühle entwickeln und ausdehnen? Können Sie positive Gefühle auf Ihrem Gesicht erstrahlen lassen? Können Sie Ihren ganzen Körper spiegeln lassen, wie Sie sich fühlen?

Achten Sie auf jeden Widerstand, der beim Fokussieren auf positive Emotionen aufkommt. Dies ist kein Anzeichen dafür, daß Sie etwas falsch machen. Erforschen Sie eventuelle Überzeugungen oder Einschränkungen in Ihrem Körper, die positive Emotionen blockieren, und schreiben Sie etwas darüber. Statt zu versuchen, den Widerstand zu beseitigen, können Sie auch in diesen hineinatmen und schauen, was passiert, wenn Sie jede Art von Widerstand und Einengung akzeptieren. Manchmal hilft anhaltende Anspannung Ihnen, zu einem darunter verborgenen Verlust oder einer Wunde Kontakt aufzunehmen. In solch einem Fall können Sie zu den Übungen aus Kapitel 3 zurückkehren, die Sie bei der Reprozessierung traumatischer Ereignisse unterstützen.

Ich kann Veränderungen zum Positiven in mein Selbstgefühl integrieren.
Ich kann mich dafür entscheiden, auf positive Augenblicke zu fokussieren.

50 Durch Dankbarkeit wachsen

In dieser Übung sollen Sie erforschen, wie Sie in Ihrem Leben positive Erlebnisse kreieren können. Vielleicht entwickeln Sie ein Ritual mit einer Tasse Tee, das Sie jeden Morgen ausführen, oder Sie kaufen einen Blumenstrauß, um Ihr Zuhause zu schmücken, weil Sie das mit Freude erfüllt. Finden Sie heraus, wie Sie sich während solcher positiver Augenblicke in Ihrem Körper fühlen. Atmen Sie tief, und lassen Sie die positiven Gefühle stärker werden. Experimentieren Sie mit einem Dankbarkeitstagebuch, oder stellen Sie täglich eine Liste von drei Dingen zusammen, für die Sie dankbar sind. Machen Sie sich bewußt, wie Sie sich fühlen, nachdem Sie diese Übungen eine Weile ausgeführt haben. Schreiben Sie etwas über Ihre Erlebnisse.

Ich bin dankbar. Angenehme Erlebnisse nähren mich.

Kunst und Seele

Kunst kann uns in einen Raum jenseits der Worte versetzen. Vielen Traumatisierten hilft sie, mit den Herausforderungen des Lebens fertig zu werden. Sie befreit sie von dem Gefühl, in Verzweiflung oder Unzufriedenheit gefangen zu sein. Sie können Ihre Kreativität in den Medien der Musik, des kreativen Schreibens, der Poesie, des Schauspiels, des Tanzes, der Malerei oder der Fotografie erforschen. Jede dieser Künste verbindet Sie mit Ihren Sinnen und hilft Ihnen, sich lebendig zu fühlen und Ihr authentisches Selbst auszudrücken. Kreativer Ausdruck versetzt Sie in das Reich Ihrer Seele – und ermöglicht Ihnen so das Erlebnis eines bedeutsamen Lebens.

Traumatische Ereignisse jeder Art können bei Menschen das Gefühl hervorrufen, sie seien ohne Landkarte in völlig unbekanntes Gebiet geschickt worden. Wenn Sie Ihrer eigenen kreativen Gabe zum Ausdruck verhelfen, kann das andere Leidende bei ihrer Orientierung unterstützen. Es erschließt ihnen, wie ein anderer Mensch von einem Zustand der Verzweiflung zur Hoffnung gelangt ist, ähnlich wie eine Fährte aus Brotkrumen es anderen ermöglicht, nach Hause zurückzufinden. Kreativität kann als Brücke zwischen Ihnen und der Welt fungieren. Manchmal entsteht diese Verbindung durch Rituale, wobei Trommeln, Tanzen und Singen helfen, Verlust und Trauer einzugrenzen. In anderen Fällen entsteht die Verbindung durch Theaterspiel, das uns in Erzählungen über Leid und Triumph versetzt. Im heiligen Raum der Kreativität finden wir Augenblikke, die uns zum Weinen, zum Lachen und zur Freude bewegen. Wir entdecken die Ekstase eines voll entfalteten Lebens.

Kunst kann Hoffnung auf Heilung wecken, einen Pfad zum Frieden weisen und eine Sehnsucht nach Liebe aufkeimen lassen. Werden Sie zum Musiker, Tänzer oder Dichter. Folgen Sie Ihrer Muse. Statt sich dem kreativen Prozeß mit vorgefaßten Sinnvorstellungen zu nähern, sollten Sie den Sinn sich entfalten lassen, während Sie bezeugen, wie jeder Pinselstrich, jeder Ton, jede Bewegung und jedes sorgsam gewählte Wort sich manifestiert. Verweilen Sie im Unbekannten, und spielen Sie im Raum zwischen Unbewußtem und Bewußtem. Leben Sie im ungeplanten Augenblick. Erforschen Sie ohne vorgefaßten Plan. Seien Sie bereit, Risiken einzugehen und die Antworten nicht zu kennen, auf daß Sie den Geist des Spiels finden. Natürlich kann auf diese Weise ein riesiges Chaos entstehen, aber auch das zuzulassen ist wichtig. Lassen Sie sich davon überraschen, was auftaucht, und finden Sie Ihren eigenen kreativen Funken. Hören Sie genau hin, und spüren Sie Ihre eigene einzigartige Verbindung zwischen Kunst und Seele.

51 Kreativer Selbstausdruck

Diese Übung hilft Ihnen, Kunst und Kreativität in Ihrem Leben Raum zu geben. Sie können in Ihrem Wohnzimmer erforschen, wie Sie sich in den Medien der Malerei, der Dichtung, des Musizierens oder des Tanzens ausdrücken können. Sie können die Künste aber auch für sich entdecken, indem Sie in ein Museum gehen, ein Gedicht lesen, ein Konzert besuchen, ins Theater gehen oder zu Hause Ihre Lieblingsmusik hören. Achten Sie auf die Gefühle, die während dessen in Ihnen auftauchen. Stimmen Sie sich in Ihre Sinne ein, und erforschen Sie, wie das Erlebnis Sie bewegt. Beschreiben Sie im folgenden Ihre Reaktion auf diese kreativen Aktivitäten. Folgen Sie Ihren Assoziationen, und schreiben Sie frei aus dem Herzen, ohne das, was Ihnen in den Sinn kommt, zu zensieren oder zu begradigen.

Meine Kreativität ist eine Verbindung zu meiner Seele.

Erheben Sie Anspruch auf Ihren Selbstwert

An diesem Punkt Ihrer transformierenden Reise können Sie spüren, daß es einen Weg durch den Schmerz gibt. Ihr Selbstgefühl könnte sich inzwischen verändert haben. Vielleicht merken Sie jetzt, daß Sie die äußeren Umstände Ihres Lebens verändern müssen, damit sie den Veränderungen in Ihrem Inneren besser gerecht werden. Vielleicht gibt es in Ihrem Leben immer noch unangenehme Situationen, die Sie akzeptiert haben, weil das für Sie vorteilhaft war oder weil Sie jemand anderen nicht enttäuschen wollten. Vielleicht haben Sie sich zu einer Zeit, in der Ihr Selbstwertgefühl schwach war, mit weniger zufrieden gegeben, weil Sie tief innerlich das Gefühl hatten, Sie hätten es nicht verdient, glücklich zu sein. Nachdem Sie so lange nicht zufriedenstellende Situationen akzeptiert haben, haben Sie vielleicht den Glauben verinnerlicht, es gebe sowieso nichts anderes, und haben aufgrund dessen aufgehört, nach etwas Besserem zu suchen. Vielleicht haben Sie Bindungen an Menschen, berufliche Situationen oder Objekte entwickelt, die Ihrem wahren Format nicht entsprechen. Vielleicht haben Sie diese Verbindungen auch aufrechterhalten, weil Sie glaubten, es sei sicherer, klein und unauffällig zu bleiben. Nach der transformierenden Arbeit der Traumaheilung fühlen Sie sich nun vielleicht bereit für eine Veränderung.

Unglücklicherweise sind einige der Veränderungen, die Sie anstreben, in Ihrer Familie oder in dem Gemeinwesen, in dem Sie leben, nicht erwünscht. Menschen in Ihrem Umfeld sind vielleicht eifersüchtig oder fühlen sich bedroht, wenn sie erkennen, daß Sie bereit sind, Grenzen zu ziehen, Raum zu beanspruchen oder um etwas, das Sie wollen, zu bitten. Meist sind die Reaktionen, die Sie bei anderen hervorrufen, Reflexionen der Betreffenden, die nichts mit Ihnen zu tun haben. Schauen Sie sich Ihr Leben an, und fragen Sie sich, ob Sie an etwas festhalten, das Ihrem eigenen Wert nicht entspricht. Gelegentlich werden Sie den Mut aufbringen müssen, sich aus Situationen oder Beziehungen zu lösen, die Ihnen nicht gut tun. In anderen Fällen wollen Sie eine Beziehung nicht beenden, aber Sie müssen lernen, in Ihrer Identität auch verwurzelt zu bleiben, wenn sich jemand anders unwohl fühlt.

Der Prozeß der Wiederaneignung des eigenen Werts kann schwierig sein, wenn Sie dadurch bei Menschen, die Ihnen wichtig sind, negative Reaktionen auslösen. Bedenken Sie in solchen Fällen, daß es Ihnen eventuell nicht gelingen wird, die Meinung der anderen Person über Sie zu verändern, daß Sie aber auf verschiedene Arten reagieren können, auch wenn Sie Ihrer Selbstsicht treu bleiben wollen. *Letztlich geht es darum, daß die Meinung eines anderen Menschen über Sie keinen Einfluß darauf hat, wer Sie sind.* Um Ihres eigenen Werts bewußt zu bleiben, müssen Sie sich von alten Überzeugungen bezüglich Ihres unzureichenden Werts und von weiterhin bestehenden Gefühlen der eigenen Unzulänglichkeit trennen können.

Trotzdem kann das Erlebnis, zurückgewiesen zu werden, quälen. Sie müssen sich um den Schmerz kümmern, der auftritt, wenn Ihre Stärken nicht willkommen geheißen oder gewürdigt werden. Selbstmitgefühl zu entwickeln hilft Ihnen, mit Ihrem Selbstwertgefühl auch in schweren Zeiten verbunden zu bleiben. In einem gewissen Maß ist Zurückweisung im Leben unvermeidbar, insbesondere wenn Sie Ihr Potential erweitern und sich entwickeln wollen. Durch entsprechende Übung können Sie Ihre Fähigkeit, mit dem mit Zurückweisungen verbundenen Unbehagen fertig zu werden, verbessern. Mit der Zeit können Sie Ihre Resilienz hinsichtlich eines gleichmütigen Umgangs mit schwierigen Augenblicken verstärken. Manchmal gibt es Menschen, die möchten, daß Sie klein bleiben; Sie werden aber auch Menschen finden, die Ihre Erfolge zu schätzen wissen und Sie in dem unterstützen, was Ihre Größe ausmacht.

Obwohl es wichtig ist, daß Sie Ihre äußeren Lebensumstände so verändern, daß Ihre Stärken zur Geltung kommen, ist es auch wichtig zu erkennen, daß Ihr Selbstwert nicht von Ihren äußeren Situationen, Ihren Beziehungen oder Ihren Handlungen abhängig ist. Ihr Wert beruht nicht auf materiellen Errungenschaften wie Ihrem Einkommen oder Ihrem Haus. Er basiert auch nicht darauf, ob Sie populär sind. Auch wenn Sie Fehler machen und unvollkommen sind – Sie sind wertvoll und verdienen Liebe, Güte und Respekt. Auf Ihr Selbstwertgefühl haben Sie wie jeder Mensch einen unabdingbaren Anspruch. Vielleicht haben Sie hart arbeiten müssen, um sich diese wichtige Wahrheit zu erschließen; Ihr Wert war jedoch immer da und hat nur darauf gewartet, daß Sie Anspruch darauf erheben.

52 Erheben Sie Anspruch auf Ihren Wert

Erforschen Sie mitfühlend Situationen, die Mangel an Selbstachtung oder ein schwaches Selbstwertgefühl spiegeln. Gab es Situationen, in denen Sie abgelehnt wurden, weil Sie Raum für sich beanspruchten oder Ihrer Sicht der Wahrheit Ausdruck geben wollten? Wenn ja, können Sie dann für diese Situationen Selbstmitgefühl mobilisieren? Müssen Sie in Ihrem Leben bestimmte Veränderungen vornehmen, um zu spüren, daß Ihre Beziehungen, Ihr Zuhause oder Ihre berufliche Umgebung Ihren Wert besser spiegeln? Finden Sie nun heraus, wie es sich anfühlt zu sagen: »Ich verdiene es, Bedürfnisse zu haben. Ich bin bereit, um das, was ich will, zu bitten. Und ich bin bereit, auf das, was ich wirklich will, zu warten.« Gestatten Sie Ihrem Körper, diese Ihr Selbstwertgefühl ausdrückenden Äußerungen zu spiegeln. Wie kann Ihr Atem Ihnen helfen, Ihre Zuversicht zu spüren? Nehmen Sie wahr, daß Sie es verdienen, ein erfüllendes und sinnvolles Leben zu führen? Schreiben Sie Ihre Gedanken zu diesen Fragen auf.

Ich bin wertvoll.
Worin mein Wert besteht, ist meine Sache.

Machen Sie sich Ihre Geschichte zu eigen

In den späteren Phasen einer Heldenreise geht es darum, sich wieder auf die Welt einzulassen. Aus der inneren Arbeit an der Genesung von einem Trauma gehen Sie mit einem tieferen Selbstverständnis hervor. Nach Joseph Campbell besteht die Herausforderung in dieser Phase darin, daß man lernt, in zwei Welten zu leben, indem man eine Verbindung zum spirituellen Selbst aufrechterhält und gleichzeitig in der äußeren Welt lebt. Diese doppelte Verbindung ermöglicht Ihnen, die im Rahmen Ihres Strebens nach Ganzheit gewonnenen Einsichten zu erhalten. Nun mögen Sie sich fragen, wie Sie in eine Welt zurückkehren können, die Sie verraten hat und erneut verraten könnte. Dies erfordert die Stärkung Ihrer Fähigkeit, der Komplexität menschlichen Erlebens standzuhalten. Ihnen ist klar geworden, daß Sie in dieser Welt Schädigungen und Verluste erleben werden; doch andererseits ist es eine Welt, in der Sie auf Liebe und fürsorgliche Zuwendung hoffen können. Es erfordert einen hohen Reifegrad, akzeptieren zu können, daß die Gefahr, verletzt zu werden, und die Aussicht auf Glück in Ihrer Umgebung und in Ihnen selbst nebeneinander existieren können.

Daniel Siegel (2010/2010) benutzt den Begriff *Kohärenz*, um die Fähigkeit zu beschreiben, die Komplexitäten unterschiedlichster Erlebnisse sinnvoll miteinander zu verbinden. Kohärenz ermöglicht Dichotomien, Polaritäten und Widersprüchlichkeiten, nebeneinander zu bestehen. Ihnen ist klar, daß es in allen Beziehungen Probleme gibt, daß Augenblicke des Schmerzes ein unvermeidlicher Bestandteil des Lebens sind und daß die Bereitschaft, Ihr Herz zu öffnen, mit der Gefahr verbunden ist, daß Sie Schmerzen ertragen müssen. Sie wissen, daß das Leben entsetzlich schmerzhafte Augenblicke mit sich bringt und trotzdem wunderschön ist. Sie lernen, sich Ihre Unzulänglichkeiten einzugestehen und Ihre Stärken zu würdigen. Sie akzeptieren, daß Sie gleichzeitig jemanden lieben und verletzt sein können; Sie können ein und dieselbe Person respektieren und wütend auf sie sein. Sie lernen, gesunde Konflikte in Ihren Beziehungen zu ertragen. Statt sich selbst oder die andere Person ins Unrecht setzen zu müssen, gelingt es Ihnen immer besser, mit Konflikten beherrscht und gelassen umzugehen. Dies versetzt Sie in die Lage, mit müheloser Grazie, die von innen kommt, durch die Welt zu gehen.

Eine Möglichkeit, Kohärenz zu entwickeln, besteht darin, die Erzählung über Ihr Leben so zu organisieren, daß sie Ihnen hilft, Ihre Vergangenheit zu verstehen. Tagebuchschreiben und Psychotherapie können beim Entwickeln einer solchen Erzählung von Nutzen sein. Im Laufe der Zeit verweben Sie die vielen

Fäden Ihrer Erlebnisse zu einem Ganzen. Sie verweben Ihre Stärken und Kämpfe. Sie entdecken Muster und Motive darin. Am wichtigsten jedoch ist, daß Sie sich selbst als den Weber erkennen. Ihnen wird klar, daß Sie jederzeit neue Fäden einweben können, denn Sie nehmen aktiv an der permanenten Kreation der Erzählung Ihres Lebens teil. Im Laufe der Zeit fühlt sich der Stoff, den Sie aus Ihren Erlebnissen schaffen, immer vollständiger an. Die Erzählung über Ihr Leben kann Ihnen nun helfen, neue Möglichkeiten für die Zukunft zu erkennen. Vielleicht stellen Sie sogar fest, daß der Stoff Ihrer Erzählung unauflösbar mit dem Stoff allen Lebens verwoben ist. Dies ist Kohärenz.

Eine der mächtigsten Komponenten einer transformierenden Reise ist, daß sie Ihnen ermöglicht, für die Erzählung, die Ihr Leben definiert, persönliche Verantwortung zu übernehmen. Wenn Sie sich auf die Stimme des Erzählers Ihrer persönlichen Geschichte konzentrieren, können Sie herausfinden, ob Ihre Erzählung von Hoffnung und Optimismus handelt oder eine pessimistische Geschichte über Enttäuschung und Resignation ist. Sie selbst müssen das Skript schreiben. Sie können Ihre Erzählung so lange verändern, bis Sie einen zufriedenstellenden Abschluß gefunden haben, der Ihre Weiterentwicklung nach dem Trauma unterstützt. Dies bedeutet nicht, daß Sie das in der Vergangenheit Geschehene verändern können. Aber Sie können den Schmerz aus Ihrer Vergangenheit so lange durcharbeiten, bis er im Hier und Jetzt zur Auflösung gelangt.

Die Geschichten, die Sie sich selbst über Ihr Leben erzählen, verändern nicht nur Ihre mentale Einstellung, sondern beeinflussen auch Ihre physische Gesundheit (Gregory & Rutledge 2016). Insbesondere das Schreiben über problematische Ereignisse verbessert die Stimmungslage, stärkt die Immunfunktion und senkt den Blutdruck (Pennebaker & Smyth 2016). Im übrigen geht es nicht nur um das Erzählen Ihrer Geschichte, sondern auch um die Umgestaltung der Erzählung: um die Verwandlung einer Erzählung ohne jede Zielrichtung in eine Erzählung, die von Beharrlichkeit, Entschlossenheit und Machtgewinn handelt, die eine dauerhafte und bedeutungsvolle Veränderung hervorrufen können. Die Bereitschaft, sich mit Schwierigkeiten so lange auseinanderzusetzen, bis es gelungen ist, sie aufzulösen, verändert die Physiologie. Sind Sie beispielsweise der Überzeugung, »Menschen sind nicht vertrauenswürdig«, bewegen Sie sich wahrscheinlich sehr zurückhaltend und übertrieben vorsichtig durch die Welt. Sie könnten aber statt dessen auch eine realistischere Sichtweise erforschen, beispielsweise: »Ich kann zwar einigen Menschen, mit denen ich in meinem Leben zu tun hatte, nicht vertrauen, aber ich kann selbst entscheiden, wer in meinem heutigen Leben mein Vertrauen verdient.« Diese neue Überzeugung ermöglicht

Ihnen, die Aufmerksamkeit auf die Suche nach Menschen zu richten, die tatsächlich vertrauenswürdig sind. Wenn Ihnen dies gelingt, fühlen Sie sich in Ihrem Leben wirkmächtiger und haben hinsichtlich der Zukunft mehr Hoffnung.

Wenn Sie für Ihre Erzählung Verantwortung übernehmen, gelingt es Ihnen besser, sich als Held oder Heldin Ihres Lebens Geltung zu verschaffen. Sie sind dann kein Opfer mehr, sondern der tapfere und mutige Hauptdarsteller, der bei angemessener Unterstützung, weiser Anleitung und harter Arbeit einen Weg aus dem Trauma heraus und zum Triumph findet. Als Meister zweier Welten kennen Sie das Gebiet des Schmerzes und das Reich der Möglichkeiten. Sie können die Weisheit integrieren, die Sie durch die harte Arbeit an der Genesung von Ihrem Trauma gewonnen haben, und Sie haben Möglichkeiten, in die normale Welt zurückzukehren, ohne die Hoffnung zu verlieren und ohne sich von Ihrem wahren Selbst getrennt zu fühlen. Auch wenn Sie manchmal übertrieben stark mit Ihren Begrenztheiten oder Ihrem Schmerz identifiziert sein mögen, sollten Sie sich bemühen, eine Verbindung zu einem umfassenderen Lebenszweck zu entdecken. Diese Weisheit ermöglicht Ihnen irgendwann, für andere ein Licht in der Dunkelheit und eine Quelle der Inspiration zu sein.

53 Beschreiben Sie Ihre Heldenreise

Beschreiben Sie Ihre persönliche Heldenreise. Sie können diese Erzählung nach Ihren Vorstellungen gestalten. Nehmen Sie sich soviel Zeit, wie Sie brauchen, und lassen Sie sich von folgenden Stichworten inspirieren:

- Zum Antritt meiner Heldenreise hat mich inspiriert, …
- Ich habe mich diesem Ruf verweigert, indem ich …
- Ich mußte aufgeben, …
- Die größten Herausforderungen, mit denen ich konfrontiert wurde, waren …
- Ich bin mit den Herausforderungen fertig geworden, indem ich …
- Am meisten geholfen haben mir folgende Menschen …
- Meine Stärken bestanden darin, daß ich …
- Ich glaube heute über mich, daß ich …
- Durch die Herausforderungen, mit denen ich konfrontiert wurde, bin ich zu der Erkenntnis gelangt, daß …
- Beim Interagieren mit der gewöhnlichen Welt in meiner Umgebung fühle ich …
- Ich habe der Welt folgende Geschenke zu bieten: …

Diese Erzählung ist eine Art Schnappschuß. Sie werden Ihre Erzählung im weiteren Verlauf Ihres Lebens immer wieder umschreiben. Falls Sie merken, daß es schwierig ist, Hoffnung in Ihre Erzählung zu integrieren, so zeigt das, daß Sie sich um mehr Unterstützung bemühen sollten, um herauszufinden, ob es noch irgendwelche falschen Überzeugungen oder sabotierenden Anteile gibt, die Sie daran hindern, auf Ihrem Weg weiterzugehen. Ich empfehle Ihnen, sich diesem Prozeß mit Selbstmitgefühl zu nähern. Wenn Sie das Gefühl haben, von den Symptomen Ihrer traumatischen Vergangenheit überwältigt zu werden, ist für Sie momentan vielleicht nicht der richtige Zeitpunkt für diese Übung. Kehren Sie dann besser später zu ihr zurück, wenn die Situation günstiger ist.

Ich bin der Erzähler meiner Lebensgeschichte.

Rückblick auf das Kapitel

Traumatische Erlebnisse können Ihnen helfen, das kostbare Geschenk des Lebens zu würdigen. Ihr Schmerz wird dann für Sie zu einer Quelle des Mitgefühls und der Weisheit. In diesem Kapitel wurden Möglichkeiten zur Förderung Ihres posttraumatischen Wachsens beschrieben. Sie haben Ihre Beziehung zu Sinn und Zweck erforscht. Sie haben Ihre Stärken und Werte identifiziert. Sie haben Intentionen festgelegt und sich mit dem kreativen Selbstausdruck befaßt. Außerdem haben Sie sich Zeit genommen, um zur Ruhe zu kommen und die Integration von Veränderungen zum Positiven zu ermöglichen. Durch die Beschäftigung mit Ihrer Lebensgeschichte haben Sie bei der Förderung Ihrer Resilienz und beim Hineinwachsen in Ihr Potential eine aktive Rolle gespielt. Nun steht Ihnen der Weg zur Selbstverwirklichung offen. Deshalb entdecken Sie ein neues Verlangen, Ihre Weisheit mit anderen zu teilen, oder eine Sehnsucht, zu der Gemeinschaft, in der Sie leben, auf bedeutsame Weise in Verbindung zu treten. Um diesen Wiedereintritt in die Welt geht es in Kapitel 5.

Rückblick und Reflexion

Schauen Sie sich Ihre Antworten auf die Selbstreflexionsübungen in diesem Kapitel noch einmal an. Wie war es für Sie, auf Ihre Stärken zu fokussieren? Was haben Sie dabei über sich selbst gelernt? Wessen sind Sie jetzt gewahr? Inwieweit war es Ihnen möglich, Veränderungen zum Positiven in Ihr Leben zu integrieren?

Selbstverwirklichung

Den Garten des Lebens pflegen

Die tiefe, innere Arbeit der Traumaheilung ermöglicht Ihnen irgendwann, mit Ihren Gaben in die Welt zurückzukehren und mit Ihren einzigartigen Fähigkeiten zum Wohl der Welt beizutragen. Im vorigen Kapitel haben Sie die Stärken und Werte identifiziert, die Ihrem Leben einen Sinn geben. Wenn Sie an diesem Punkt Ihrer Transformationsreise angelangt sind, verspüren Sie vielleicht die Sehnsucht, Ihr Potential zu verwirklichen, indem Sie mehr von Ihrem Herzen her zum Ausdruck bringen, das gesammelte Wissen anderen übermitteln und Ihre Gaben der Welt anbieten. Daher hilft dieses Kapitel Ihnen, die Überschneidungen zwischen Ihrer persönlichen Transformation und Ihren Beziehungen zu Ihrer Familie, zu der Gemeinschaft, in der Sie leben, und zum Planeten Erde zu erforschen. Indem Sie den Garten des Lebens pflegen, können Sie Ihre Entwicklung und Ihre Weisheit für das Wohl anderer Menschen fruchtbar machen.

In dieser Phase der Heilung treten wir aus unserer Komfortzone heraus, was eine erhöhte Toleranz hinsichtlich Zurückweisung und Versagen erfordert. Deshalb haben Sie in diesem Buch an der Stärkung Ihrer Toleranz gegenüber schwierigen Emotionen wie Scham, Wut, Entmutigung, Traurigkeit und Trauer gearbeitet. Trotzdem kann Sie allein die Tatsache ängstigen, daß Sie sichtbar sind oder Raum beanspruchen. Stimmen aus der Vergangenheit könnten Ihnen raten: »Bleibe klein. Es ist zu gefährlich. Bleibe unsichtbar. Die Situation ist nicht sicher.« Sie könnten aber auch eine neue Stimme vernehmen, die erklärt: »Ich habe das jetzt kapiert. Es ist an der Zeit. Ich bin bereit. Ich darf erstrahlen!« Es wirkt transformierend, wenn Sie die Grenze Ihrer Komfortzone finden und sich darüber klar werden, welches Risiko Sie ertragen können, wenn Sie sich wach und lebendig fühlen wollen. Sie finden den Punkt, an dem Sie sich zwar sicher, aber nicht zu sicher fühlen. Sie durchleben diese lange Phase Ihrer Reise, indem Sie zu den Ressourcen der Erdung im eigenen Körper, der achtsamen Verbindung zum Atem, und des Spürens Ihrer Wirkmacht zurückkehren. So ermöglichen Sie sich, allmählich in der Welt in Erscheinung zu treten. Sie öffnen sich dieser unberechenbaren, ungewissen und wunderschönen Welt.

Lassen Sie Ihr Potential erwachen

Abraham Maslow (1968/1973) führte den Begriff der Selbstverwirklichung *(self-actualization)* ein, um den Prozeß der Erschließung des menschlichen Potentials zu beschreiben. Dabei geht es darum, daß Sie die Person werden, die Sie wirklich sind und die zu sein Sie von Anfang an bestimmt waren. Dies erfordert die Einbeziehung der Wunden, die für Sie einmal eine Ursache für Scham und Verwirrung waren, und die Entwicklung eines kohärenten Selbstempfindens. Auf diese Weise gewinnen Sie ein Gefühl der Würde zurück, das Ihnen ermöglicht, sich in der Welt mit dem Wissen zu bewegen, daß Sie viel mehr sind als Ihr Trauma oder Ihr Schmerz. Selbstverwirklichte Menschen sind weltoffen, kreativ, vertrauenswürdig und verantwortungsbewußt, und ihr Handeln ist von Werten bestimmt. Sie haben eine positive Selbstsicht, und Ihnen ist klar, daß sie sich als Personen ständig weiterentwickeln. Außerdem werden selbstverwirklichte Menschen in der Regel besser mit einer ungewissen Zukunft fertig.

Sie können Ihre Selbstverwirklichung fördern, indem Sie sich mit Ihren Ängsten auseinandersetzen, Ihre Scham durcharbeiten, Ihre Wut auflösen, am Schatten arbeiten, sich in Ihrem Körper erden, zum Atem in Kontakt treten, sich selbst Macht geben, sich Ihren Wert wieder zu eigen machen, Ihre Stärken erkennen und sich über Ihre Zukunftsziele klar werden. Dies alles deutet darauf hin, daß die im vorliegenden Buch empfohlenen Übungen nicht nur die Traumaheilung zum Ziel haben, sondern Sie auch in Ihrem Bemühen, Ihr Potential zu verwirklichen, unterstützen wollen.

Zwar ist die Selbstverwirklichung das Geburtsrecht jedes Menschen, doch kann es für uns alle sehr schwierig sein, unsere Aufmerksamkeit auf die Selbstverwirklichung zu richten, solange wir uns hinsichtlich der Erfüllung unserer Grundbedürfnisse nicht sicher fühlen. Das bezieht sich auf finanzielle Sicherheit, stabile körperliche Gesundheit, gesunden Schlaf, liebevolle Beziehungen und ein stabiles Selbstwertgefühl. Deshalb ist es wichtig, daß Sie auch in den späteren Phasen Ihrer Reise zur Transformation Ihrem persönlichen Tempo gerecht werden. Im übrigen ist Selbstverwirklichung kein dauerhafter Seinszustand. Es wird Zeiten geben, in denen Sie das Gefühl haben, daß Sie sich im bestmöglichen Zustand befinden, und Sie werden Situationen erleben, in denen Sie sich ausruhen müssen. Wie Sie wissen, folgt alles Wachstum dem Rhythmus der Jahreszeiten.

Manchmal nimmt ein Erlebnis der Selbstverwirklichung die Form einer transzendenten Erfahrung oder eines Gipfelerlebnisses an. Das kann während einer spirituellen Übung wie einer Meditation geschehen oder im Kontext einer persönlichen Herausforderung, z. B. während eines Marathonlaufs oder beim Bergsteigen. Solche Erlebnisse können mit Gefühlen der Ehrfurcht und des Staunens verbunden sein, mit dem Verlust des Zeit- und Ortsempfindens sowie mit einem überwältigenden Gefühl des Einsseins mit dem Universum. Während eines Gipfelerlebnisses können Sie das Gefühl haben zu erwachen oder einen starken Wunsch spüren, durch sinnvolles Handeln in der Welt Ihr Potential zu verwirklichen. Doch das Streben nach einem Gipfelerlebnis kann auch der Vermeidung von Schmerz dienen. Deshalb sollten Sie sich fragen, ob Ihr Streben nach Transzendenz auf die Vermeidung von Konflikten und Herausforderungen im normalen Leben zielt. Ist dies so, können Sie ein Gegengewicht zu Ihrer Sehnsucht nach Gipfelerlebnissen schaffen, indem Sie in Ihrem Körper geerdet bleiben, die Verbindung zu den Alltagspflichten aufrechterhalten und sich Akten der Güte gegenüber anderen Menschen widmen. Am wichtigsten jedoch ist, nie zu vergessen, daß es bei der Selbstverwirklichung weder darum geht, besser zu sein als jemand anders, noch darum, Vollkommenheit zu erreichen. Es geht nur darum, man selbst zu sein – ehrlich, von ganzem Herzen und authentisch man selbst.

In der folgenden Übung werden Sie zur Entwicklung einer persönlichen Meditationspraxis angeleitet. Regelmäßiges Praktizieren einer Form von Achtsamkeitsmeditation wirkt in vielerlei Hinsicht positiv auf Ihr psychisches, körperliches und spirituelles Wohl, unter anderem durch die Stärkung Ihrer Selbstkontrolle (Kabat-Zinn 2018/2019). Außerdem stärkt Meditation die oberen Gehirnareale und verringert so die Gefahr der Überflutung mit Emotionen. Meditation basiert wie jede Form von Achtsamkeitsübung auf einer nichturteilenden Grundhaltung. Mit der Zeit lernen Sie, einen Zustand achtsamer Aufmerksamkeit aufrechtzuerhalten, in dem Sie Ihre Gedanken, Empfindungen und Gefühle beobachten können, ohne sich zu stark mit ihnen zu identifizieren. Bei der Meditation geht es nicht darum, Sie zum Übermenschen zu machen. Vielmehr bietet die Meditationspraxis Ihnen die Möglichkeit, sich so, wie Sie sind, zu akzeptieren und dadurch Ihre Fähigkeit, sich achtsam in der Welt zu bewegen, zu verbessern. In den stillen inneren Räumen der Reflexion haben Sie die Möglichkeit, zu Ihrem tiefsten Inneren in Kontakt zu treten und die Klarheit des Lebens von Ihrem Zentrum aus zu erleben.

54 Entwickeln einer persönlichen Meditationspraxis

Versetzen Sie sich in eine angenehme Position. Benutzen Sie eine Abstützung, damit Sie möglichst aufrecht sitzen und dabei auf den Atem und Ihre Empfindungen achten können. Beim Meditieren ist es oft nützlich, den Geist auf etwas zu fokussieren. Das kann der Atem sein, aber auch Ihre Empfindungen, ein Objekt, ein bestimmter Teil Ihres Körpers oder ein kurzes Mantra können Ihr Gewahrsein verankern. Sie können die in Übung 47 (»Ihre Intention festlegen«, S. 183) entwikkelte Intention wählen. Richten Sie Ihren Geist bei Beginn Ihrer Meditation auf den gewählten Fokus. Wenn Sie merken, daß Ihre Aufmerksamkeit abschweift, kehren Sie mit ihr einfach wieder zu Ihrem Fokus zurück. Es geht nicht darum, das Abschweifen des Geistes zu unterbinden, sondern Sie sollen bei der Meditation zu merken lernen, wann Sie abschweifen, und dann mit der Aufmerksamkeit zum gewählten Fokus und in den gegenwärtigen Augenblick zurückkehren.

Oft ist es nützlich, die Meditationsübung zunächst sehr kurz zu halten. Es wird empfohlen, mit zwei Minuten zu beginnen und die Dauer der Übung allmählich zuerst auf fünf und später auf fünfzehn Minuten zu steigern. Sie können eine Stoppuhr benutzen, um die beabsichtigte Zeitspanne zu messen. Im Idealfall wünschen Sie sich am Ende Ihrer Meditation, mehr Zeit dafür zur Verfügung zu haben. Dies erhöht die Wahrscheinlichkeit, daß Sie die Übung zu einem späteren Zeitpunkt wiederholen werden.

Stellen Sie nach Abschluß der Meditation fest, wie sich Ihr Körper und Geist anfühlen. Vielleicht haben Sie das Gefühl, geerdeter oder zentrierter zu sein. Wenn das nicht eintritt, heißt das nicht, daß Sie etwas falsch gemacht haben. Meditation kann Sie auf Anteile von sich aufmerksam machen, denen Sie Aufmerksamkeit widmen sollten, um sie besser integrieren zu können. Nehmen Sie sich ein wenig Zeit, um etwas über Ihr Erleben zu schreiben. Und achten Sie darauf, wie sich Ihre Meditationsübung im Laufe der Zeit verändert.

Ich trete zur Weisheit meines tiefsten Selbst in Verbindung.

Die Rückkehr

Während Ihrer Transformationsreise haben Sie ein Repertoire an Fertigkeiten und Ressourcen entwickelt, die Ihn helfen können, sich gegen zukünftige traumatische Erlebnisse zu immunisieren. Aber Resilienz dient nicht nur der persönlichen Heilung. Sie können sie auch nutzen, um anderen zu helfen, indem Sie sie an den Einsichten und Erkenntnissen teilhaben lassen, zu denen Sie im Laufe Ihrer Reise gelangt sind. Resilienz hilft Gemeinschaften, ihre Kräfte zu sammeln und aus tragischen Erlebnissen gestärkt hervorzugehen. Resilienz hilft Wohnvierteln und ganzen Städten, besser auf Ereignisse wie Gewalttaten und Naturkatastrophen wie Überschwemmungen und Brände vorbereitet zu sein.

Am Ende seiner Reise kehrt der Held zum Ausgangspunkt zurück. Nachdem er den Drachen getötet, den Schatz entdeckt und die Prinzessin gerettet hat, wird er für andere zum Anführer, Heiler oder Ratgeber. Wenn Sie diesen Punkt erreicht haben, können auch Sie zum Ausgangspunkt zurückkehren und Ihren Schmerz als Tür zu einem stärkeren Mitgefühl gegenüber dem Schmerz anderer nutzen. Vielleicht entdecken Sie bei sich auch den Wunsch, Ihr Handeln als Mitglied Ihres Gemeinwesens und als Bewohner der Erde zu verändern. Sobald Sie sich dazu in der Lage fühlen, spüren Sie möglicherweise Ihre Verantwortung für die Befähigung anderer. Vielleicht taucht dann in Ihnen spontan ein Gebet für das Wohl anderer auf.

Anderen Ihre Gaben zu schenken und selbst Gaben von ihnen zu erhalten sind Dinge, die stark miteinander verwoben sind. Weil so viele von uns irgendwann in ihrem Leben zurückgewiesen worden sind, haben nahezu alle Menschen das Bedürfnis, verstanden, gesehen und als die akzeptiert zu werden, die wir sind. *Deshalb besteht eine profunde Art, einem anderen Menschen etwas zu geben, in liebevoller und fürsorglicher Aufmerksamkeit.* Einen anderen Menschen bedingungslos zu akzeptieren ist schon an sich ein fürsorglicher Akt. Und indem Sie selbst die fürsorgliche Zuwendung eines anderen Menschen annehmen, ermöglichen Sie diesem, Ihnen das Geschenk fürsorglicher Zuwendung zu machen. Dieser Austausch von Geben und Annehmen ermöglicht Ihnen zu erkennen, wie tief wir alle miteinander verbunden sind und wie sehr wir einander brauchen.

In der folgenden Übung können Sie das Geben und Empfangen mit Hilfe einer Meditation über liebende Güte erforschen. Diese Übung beinhaltet das absichtliche Hervorrufen von Freundlichkeit sich selbst und anderen gegenüber (Kornfield 2008/2014). Es geht darum, sich selbst, den Menschen, die wir lieben, der Gemeinschaft, in der wir leben und der Erde insgesamt Glück, Behagen und Freiheit von Leiden zu wünschen. Die Übung lädt Sie ein, eine Saat der Liebe zu säen. Irgendwann können Sie liebende Güte dann vielleicht sogar Menschen zusenden, mit denen Sie Konflikte hatten oder die Ihnen Schmerzen zugefügt haben. Diese Rückkehr der Liebe ist der Schatz, auf dessen Suche Sie soviel Mühe verwandt haben. Nehmen Sie Liebe in sich auf, und lassen Sie Liebe aus Ihrem Herzen in die Welt fließen.

55 Meditation über liebende Güte

Eine Meditation über liebende Güte beinhaltet eine Reihe von Wünschen, die Sie innerlich rezitieren. Zunächst lassen Sie sich selbst liebende Güte zukommen, weil es leichter ist, andere Menschen zu lieben, wenn man sich selbst liebt. Wiederholen Sie die folgenden Sätze innerlich dreimal, und konzentrieren Sie sich dabei auf die in jedem Wort enthaltene Intention: »Möge ich glücklich sein. Möge es mir gut gehen. Möge ich frei von Schädigung sein. Möge ich in Frieden und angenehm leben.« Nach Abschluß der Wiederholungen atmen Sie mehrmals tief in Ihr Herz.

Denken Sie nun an einen Freund oder einen Menschen, der in Ihrem Leben immer eine liebevolle und unterstützende Präsenz war. Beginnen Sie mit jemandem, der Ihnen ermöglicht, zu einem ruhigen, offenen und großzügigen Raum in Ihrem Herzen in Kontakt zu treten. Behalten Sie diese Person in Ihrem Herzen, bedenken Sie sie mit liebender Güte, und wiederholen Sie: »Mögest du glücklich sein. Möge es dir gut gehen. Mögest du frei von Schädigung sein. Mögest du in Frieden und angenehm leben.« Im weiteren Verlauf der Meditation können Sie die Segenswünsche auf andere Freunde oder auf Verwandte richten. Nehmen Sie sich für die Wünsche soviel Zeit, wie Sie brauchen, um die Personen, die Ihnen am Herzen liegen, damit zu bedenken. Wenn Sie wollen, können Sie auch Tieren, Orten oder der Erde insgesamt liebende Güte zukommen lassen. Zum Schluß können Sie erforschen, wie es sich anfühlt, einem Menschen, mit dem Sie Schwierigkeiten hatten, liebende Güte zukommen zu lassen. Kehren Sie in jedem Fall zur Einfachheit der immer gleichen Wünsche zurück: »Mögest du glücklich sein. Möge es dir gut gehen. Mögest du frei von Schädigung sein. Mögest du in Frieden und angenehm leben.«

Manchmal ruft diese Übung Traurigkeit oder Wut hervor. Dies zeigt nicht, daß Sie die Übung falsch ausgeführt haben. Vielmehr signalisiert es, daß die Gefühle, die Sie in Ihrem Herzen halten, aufgewühlt wurden und daß Sie sich von ihnen zu lösen beginnen. Vertrauen Sie auf Ihren Prozeß, und lassen Sie zu, daß sich diese Gefühle durch Sie hindurch bewegen, während Sie sich auf die Worte besinnen, die Ihre Intention liebender Güte verankern. Reflektieren Sie über dieses Erlebnis, und schreiben Sie auf, was Sie darüber denken.

Ich gebe und empfange Liebe.

Vergebung finden

Anderen Menschen liebende Güte zukommen zu lassen, sogar Menschen, die Sie verletzt haben, ist eine Einladung zu vergeben. Vielleicht erscheint es Ihnen als unvorstellbar, jemandem zu vergeben, der Ihnen oder einem anderen Menschen, den Sie lieben, etwas angetan hat. Aber Vergeben ist nicht identisch mit Vergessen und bedeutet auch nicht, daß das, was geschehen ist, akzeptabel war. Vergeben zielt vielmehr darauf, den Streß zu verringern, der mit dem Beharren auf Groll und dem Schmerz unaufgelöster Wut oder Verletztheit verbunden ist. Man kann unterscheiden zwischen gesunder Wut (die notwendig ist, um Ihre Ressourcen für den Selbstschutz zu mobilisieren) und schädlicher Wut (die tief und hartnäckig ist). Letztere kann bewirken, daß Sie nicht schlafen können, über frühere Erlebnisse grübeln und sich in Rachephantasien ergehen. Das Versäumnis zu vergeben kann dann dazu führen, daß Sie eine schwere Last tragen, die Sie daran hindert, Ihr Leben voll und ganz zu leben.

Beim Vergeben geht es mehr um Sie selbst als um die andere Person. Vergeben ist etwas, das in Ihnen selbst geschieht. Ihre Entscheidung, einem anderen Menschen zu vergeben, läßt diesen nicht unbehelligt davonkommen und fordert Ihnen auch nicht ab, sich mit jemandem zu versöhnen oder gar anzufreunden, der Ihnen Schaden zugefügt hat. Aber Vergeben kann Ihnen helfen, einem anderen Menschen gegenüber trotz der Schmerzen, die dieser Ihnen zugefügt hat, Mitgefühl zu entwickeln. Ein Teil dieses Prozesses besteht darin, den Lebensumständen des anderen gegenüber Empathie zu entwickeln. Wir können davon ausgehen, daß Menschen, die andere verletzen, das in der Regel tun, weil sie unter ungeheilten Verletzungen leiden oder in der Vergangenheit selbst Traumata erlebt haben. Um Mitgefühl zu entwickeln, können Sie über die Situation eines anderen Menschen reflektieren oder versuchen, sich in seine Lage zu versetzen.

Wenn Sie vergeben können, lösen Sie sich von dem Bedürfnis, sich an der Person, die Sie verletzt hat, zu rächen oder sie zu bestrafen. Zu vergeben erfordert die Anerkennung der schmerzlichen Tatsache, daß wir alle die Vergangenheit nicht verändern, uns aber die Zukunft wieder zu eigen machen können. Obwohl einige der Auffassung sind, zu vergeben sei Schwäche, setzt dies tatsächlich eine Geisteshaltung voraus, die ein erhebliches Maß an Stärke erfordert. Die Entscheidung zu vergeben ist sehr schwer, und niemand kann sie Ihnen abnehmen. Ihre Essenz ist in folgender Äußerung enthalten: »Du magst mich in der Vergangenheit verletzt haben, wirst mir aber nicht meine Zukunft nehmen.« Zu vergeben wirkt sich sogar günstig auf die körperliche und psychische Gesundheit aus, die Ihr Leben sehr positiv beeinflussen können, weil durch das Vergeben Streß, Angst, Depression und chronische Schmerzen verringert und der Schlaf, die Immunfunktion und die Gesundheit des Herz-Kreislauf-Systems verbessert werden (Enright & Fitzgibbons 2000; Toussaint, Worthington & Williams 2015).

Zu vergeben ist nicht leicht und keine natürliche Begabung. Doch wir können zu vergeben lernen und durch wiederholte Übung besser darin werden. Anfangs mag die Absicht zu vergeben starke Gefühle wecken, die mit in der Vergangenheit erlebten schmerzlichen Ereignissen zusammenhängen und die Sie darüber nachdenken lassen, wie sich diese Ereignisse auf Ihr Leben ausgewirkt haben. Vielleicht möchten Sie diese Gefühle in Form eines Briefs in Worte fassen; dies hilft Ihnen, sich die notwendige Klarheit darüber zu verschaffen, ob Sie den Brief tatsächlich abschicken sollen. In der folgenden Übung geht es darum, einen solchen Vergebungsbrief zu schreiben. Finden Sie heraus, ob ein solcher Brief Ihnen hilft, sich von der Belastung zu lösen, die für Sie mit altem Groll verbunden ist.

56 Der Vergebungsbrief

In dieser Übung sollen Sie einen Brief an eine Person schreiben, die Ihnen Schaden zugefügt hat. Der Brief besteht aus drei Teilen. Im ersten Teil beschäftigen Sie sich mit Ihren quälenden Gefühlen des Verrats, der Verletztheit, des Grolls und der Wut. Es kann eine sehr starke Wirkung haben, wenn Sie Ihren Gefühlen mit Stift und Papier in physischer Form Ausdruck geben. Erlauben Sie sich, diesen Brief *nicht* abzuschicken, damit Sie sich ehrlich darüber äußern können, was Sie erlebt haben, ohne Ihre Gedanken oder Gefühle zu zensieren. Stellen Sie sich vor, daß jedes Wort, das Sie schreiben, Sie ein wenig von Ihrem Schmerz entfernt.

Im zweiten Teil des Briefes konzentrieren Sie sich auf die Lebensumstände der anderen Person. Stellen Sie sich vor, wie dieser andere Mensch denkt und fühlt. Was könnte ihn dazu gebracht haben, sich so zu verhalten, wie Sie es erlebt haben? Was, glauben Sie, hat ihn motiviert, so zu handeln? Auf diese Weise konzentrieren Sie sich auf die Menschlichkeit der anderen Person und zollen ihrem Schmerz oder ihrem Leiden Anerkennung.

Im dritten Teil des Briefes geht es um Ihre Absicht zu vergeben. Achten Sie darauf, was geschieht, während Sie sich von jedem Bedürfnis, die andere Person zu bestrafen oder sich an ihr zu rächen, lösen. Stellen Sie fest, wie Sie sich fühlen, wenn Sie die Worte »Ich vergebe dir« schreiben. Falls Sie sich dazu nicht in der Lage sehen, können Sie andere Sätze erforschen, etwa: »Ich löse mich von dir« oder »Ich lasse los«. Nachdem Sie den Brief fertiggestellt haben, sollten Sie sich darüber klar werden, wie Sie sich emotional und im Körper fühlen.

Nehmen Sie sich für diese Übung die Zeit, die Sie brauchen. Sie können Ihren Brief so lange ändern, bis Sie das Gefühl haben, daß die Arbeit daran abgeschlossen ist. Dies ist *Ihr* Brief. Sie können ihn aufbewahren, zerreißen oder verbrennen. Sie können ihn aber auch zu einer Version umschreiben, die Sie der Person, an die er gerichtet ist, schicken. Vielleicht müssen Sie auch Briefe an andere Menschen, die Ihnen Schaden zugefügt haben, schreiben.

Ich vergebe. Dazu kann man sich entscheiden.

Nach Hause kommen und dazugehören

Wir alle können nur überleben, wenn wir uns in Verbindungen mit anderen Menschen verwurzelt fühlen, ganz gleich, ob es sich um eine Verbindung zu einer bestimmten anderen Person, um die Mitgliedschaft in einer Gruppe oder ein Gefühl der Stammeszugehörigkeit handelt. Wir brauchen die Gewißheit, daß wir auf dieser alles andere als perfekten Reise des Menschseins nicht allein sind. Wenn andere Menschen uns anhören und willkommen heißen, können wir ein Gefühl der Zugehörigkeit zur Welt einfordern. Dieses Fundament des Gesehen- und Verstandenwerdens hilft uns, in stärkerem Maße so zu werden, wie zu sein wir geschaffen wurden, und es bringt uns unserem Ziel, unsere Ganzheit einzufordern, einen Schritt näher.

Doch fast alle Menschen leiden unter Verletzungen, die mit dem Gefühl zusammenhängen, nicht dazu zu gehören. Viele von uns haben Situationen erlebt, in denen sie tatsächlich ausgeschlossen wurden oder sich ausgeschlossen fühlten. Das kann in der Familie oder im Freundeskreis geschehen sein. Es kann auch sein, daß Sie buchstäblich zum Verbannten geworden sind, weil Sie Ihr Heimatland verlassen mußten oder weil Sie das Gefühl hatten, von Ihrem Land verraten worden zu sein. Auch interpersonale Verletzungen, die durch Vernachlässigung, Mißhandlung oder Mißbrauch in der Kindheit entstehen, erzeugen oft Gefühle mangelnder Zugehörigkeit. Vielleicht hat man Ihnen Botschaften übermittelt, denen zufolge Sie nicht gewollt waren oder nicht hätten geboren werden sollen. Vielleicht hatten Sie das Gefühl, für Ihre Eltern eine Belastung zu sein. Oder Sie fühlten sich wie das schwarze Schaf in Ihrer Familie. In allen beschriebenen Fällen sind Sie in eine Außenseiterrolle gedrängt worden. Solche Erlebnisse in der frühen Entwicklungszeit können sich auf das Selbstgefühl im Erwachsenenalter und die Identität auswirken.

Uns alle begleiten in unterschiedlichem Maße Erzählungen über unvollkommene Beziehungen. *Deshalb brauchen wir alle einander, um diese schmerzlichen Bindungsverletzungen aus früheren Zeiten zu heilen.* Verbundenheit zu erleben ist besonders wichtig, wenn wir trauern. Trauer ist besonders schmerzlich und ihrem Wesen nach eine Form sozialer Kommunikation. Es ist wichtig, ganz bewußt Raum für Trauer zu schaffen, wenn wir unsere kollektiven Verletzungen heilen wollen. Wenn wir an der Trauer anderer Menschen teilhaben, sollten wir bedenken, daß Trauer Präsenz erfordert. Nichts weiter. Wir brauchen nicht das »Richtige« zu sagen, weil es nichts »Richtiges« zu sagen gibt. Wir brauchen keine Antwort zu kennen, weil es manchmal keine Antworten gibt. Es geht nur darum mitzuteilen, daß wir da sind und uns nicht fürchten. Manchmal beinhaltet das, still da zu sitzen, zu atmen oder beruhigend zu nicken. Manchmal erfordert es, die Bedürfnisse des betreffenden Augenblicks zu erfüllen, indem wir die Wäsche waschen, das Geschirr abspülen, alltägliche Dinge erledigen, eine Atmosphäre der Normalität aufrechterhalten. Wenn wir mit einem Trauernden zusammen sind, geht es darum, dieser Person Raum zu geben, damit sie die Reise nach innen antreten kann, auf die sie sich in dieser Zeit besonderer Verletzlichkeit begeben muß. An manchen Tagen erhalten Sie selbst Unterstützung, an anderen Tagen unterstützen Sie jemand anderen. Doch solange wir in diesem Austausch unsere Rollen spielen, können wir ein Netz von Beziehungen fördern.

Wenn Sie andere unterstützen und zu ihnen authentisch in Beziehung treten, kann ein Geschenk tiefer Verbundenheit die Folge sein. Oft führt das zu Dankbarkeitsgefühlen, weil Sie sich als die Person, die Sie sind, völlig akzeptiert fühlen. Wir alle haben Bedürfnisse, gesehen, gehalten, verstanden, respektiert und geliebt zu werden (ob wir das nun zugeben oder nicht). Es ist sehr wichtig, daß Sie als die einzigartige Person, die Sie sind, gesehen werden. Es ist ein zentrales Bedürfnis, als die Person, die Sie sind, empfunden und verstanden, und wegen der Gaben, die Sie in die Welt bringen, geschätzt zu werden. Wer hat Ihnen geholfen, Ihre Masken zu durchschauen und Ihre Essenz zu entdecken? Diese Art von Klarheit über sich selbst zu gewinnen, hilft Ihnen auch, die Fähigkeit zu entwickeln, andere als die zu sehen, die sie wirklich sind. Sie schauen in die Gesichter menschlicher Mitreisender und sehen ihre Essenz, auch wenn diese in der Tiefe eines verwundeten Herzens verborgen liegt. Wenn Sie von der Gemeinschaft, der Sie angehören, willkommen geheißen werden, ermöglicht Ihnen das, ein Gefühl der Zugehörigkeit zurückzugewinnen, während Sie zu Ihrem wahren Selbst zurückkehren.

57 Unterstützung geben und empfangen

Gab es in Ihrem Leben Augenblicke, in denen Sie sich wie ein Verbannter oder Außenseiter fühlten? Gab oder gibt es Situationen oder Orte, in oder an denen Sie sich wirklich zugehörig fühlten oder fühlen? Wenn ja, was hat Ihnen dann geholfen herauszufinden, daß Sie ein wichtiges Mitglied Ihres Gemeinwesens sind? Bei dieser Übung werden Sie an der Herstellung einer Verbindung zu Ihrem Gemeinwesen arbeiten, indem Sie im Kleinen um Unterstützung bitten und selbst Unterstützung geben. Beispielsweise können Sie herausfinden, wie es ist, um Hilfe zu bitten, indem Sie sich an einen Nachbarn wenden, wenn Sie eine Zutat für das Essen brauchen, oder indem Sie einen Verkäufer bitten, Ihnen in einem Laden bei der Suche nach einem bestimmten Artikel zu helfen. Sie können auch damit experimentieren, selbst Unterstützung zu geben, indem Sie jemandem anbieten, seine Einkaufstausche zum Auto zu tragen, oder indem Sie Menschen, die Sie im Laufe eines Tages sehen, einfach anlächeln und »Hallo« zu ihnen sagen. Am wichtigsten ist, daß Sie sich die Betreffenden aussuchen und daß Sie entscheiden, wieviel Sie geben oder annehmen.

Wenn Sie sich beim Herstellen solcher Verbindungen im Kleinen wohlfühlen, können Sie sich auf Gespräche einlassen, in denen jemand anders mehr darüber erfährt, was in Ihrem Inneren vor sich geht. Sie können auch damit experimentieren, andere Menschen zu fragen, wie sie sich fühlen, und Sie können Ihnen das Geschenk machen, sich ihre Antwort wirklich anzuhören. Stellen Sie fest, wie es sich auswirkt, wenn Sie sich häufiger auf solche Interaktionen mit anderen Menschen einlassen. Wie wirkt es sich auf Ihr Gefühl der Zugehörigkeit zu der Gemeinschaft, in der Sie leben, aus? Notieren Sie nachfolgend Ihre Gedanken und Empfindungen darüber.

____

____

____

____

Heute kann ich erforschen, wie es ist, eine Verbindung im Kleinen zu einem anderen Menschen oder zu meinem Gemeinwesen herzustellen.

Vom Konflikt zur Verbundenheit

Eine Traumavorgeschichte kann zu Problemen in späteren Beziehungen führen. Vielleicht haben Sie sich angewöhnt, Konflikte grundsätzlich zu vermeiden, haben sich aus Angst zurückgezogen, können Zurückweisungen nicht ertragen oder haben Menschen von sich gestoßen, wenn sie Ihnen zu nahe kamen. Diese Defensivstrategien können zu permanenten Streitigkeiten in Beziehungen, mangelnder Verbundenheit oder schmerzlicher Oberflächlichkeit führen. Doch mit Hilfe der Selbstverwirklichung können Sie lernen, gleichmütiger mit Konflikten umzugehen. Statt sich selbst oder eine andere Person ins Unrecht zu setzen, können Sie es sich zur Gewohnheit machen, Schwierigkeiten so durchzuarbeiten, daß Ihre Verbindungen zu anderen Menschen dadurch vertieft werden. Sie können Bindungsverletzungen durcharbeiten und so zu einem positiven Resultat gelangen. Sie werden feststellen, daß kleinere Beeinträchtigungen der Verbundenheit und Konflikte das Gefühl des Vertrauens und der Liebe vertiefen können.

Ein Konflikt verläuft dann positiv, wenn die daran Beteiligten zu Toleranz gegenüber Unterschiedlichkeit, Unverbundenheit und Zwistigkeiten in der Lage sind. Einem anderen Menschen mitzuteilen, daß dieser Ihre Gefühle verletzt hat, kann beängstigend wirken. Die Verantwortung dafür zu übernehmen, daß Sie jemanden, den Sie lieben, verletzt haben, kann Schamgefühle hervorrufen. Es erfordert Weisheit, instinktive Reaktionen in fürsorgliche und rücksichtsvolle zu verwandeln. Um über Konflikte verhandeln zu können, muß man Unsicherheit, Ambiguität und Enttäuschung akzeptieren können. Es gibt manchmal Situationen, in denen Sie einfach Recht haben wollen. Dieses Bedürfnis kann so stark sein, daß Sie vergessen, sich in die andere Person zu versetzen und die Situation aus Ihrer Perspektive zu sehen. Halten Sie jedoch starr an Ihrer Sichtweise oder Ihrem Bedürfnis, im Recht zu sein, fest, kann das Erleben von Distanz, Mißverstehen und Verwirrung dadurch noch stärker werden. Im Gegensatz dazu verläßt sich das Navigieren in einem Konfliktfall auf Ihre Fähigkeit, Ihre Perspektive zu verändern und die Situation aus der Sicht der anderen beteiligten Person zu betrachten. Dies erfordert kognitive Flexibilität oder die Fähigkeit, Ihre Art, über einen anderen Menschen oder eine Situation zu denken, zu verändern. Kognitive Flexibilität verhindert, daß Sie sich auf eine bestimmte Art, eine Situation zu sehen oder darüber zu denken, fixieren. Sie ermöglicht Ihnen, sich an neue Situationen anzupassen und darauf zu reagieren, und ist wertvoll, wenn es um das Lösen von Konflikten geht.

Ein gesunder Konflikt erfordert auch die Bereitschaft, sich der Situation offenherzig und ehrlich zu stellen. Sie können sich darin üben, sich gegensätzlichen Sichtweisen, konkurrierenden Bedürfnissen, eigenen Ängsten und solchen einer anderen Person sowie dem Schmerz, der zwingend mit dem Menschsein verbunden ist, zu öffnen. Sie können lernen, Kompromisse einzugehen, ohne sich selbst oder jemand anderen zu kompromittieren. Um mit Konflikten umgehen zu können, müssen wir lernen, andere auch dann zu respektieren, wenn wir wütend sind. Dies können wir erreichen, indem wir darauf verzichten, andere Menschen herabzusetzen, und indem wir uns entschuldigen, wenn wir einen Fehler gemacht haben. Ein zuträglicher Umgang mit Konflikten erfordert auch, daß wir in der Lage sind, um die Dinge, die wir brauchen, zu bitten, auch wenn wir dabei riskieren, ein Nein zu hören oder uns zurückgewiesen zu fühlen.

Wir können unsere Toleranz gegenüber Konflikten durch die Achtsamkeitspraxis stärken. Diese ermöglicht uns, unsere Gedanken und Gefühle zu beobachten und uns gleichzeitig zu vergegenwärtigen, daß wir nicht sofort darauf reagieren müssen. Durch das Kultivieren einer Haltung der Achtsamkeit können wir unsere Fähigkeit verbessern, von Wut gespeiste Impulse nicht sogleich in die Tat umzusetzen. Um dazu in der Lage zu sein, müssen wir einen Pfad der Gewaltlosigkeit wählen, auf dem wir uns von dem Bedürfnis, Recht zu behalten, lösen. Statt dessen nähern wir uns der anderen Person mit offenem Herzen und hören ihr mit Interesse zu.

Gewaltfreie Kommunikation, eine Methode der Auflösung von Konflikten in Beziehungen, basiert auf den Prinzipien der Gewaltlosigkeit und geht von der Annahme aus, daß wir alle andere Menschen mitfühlend und gütig behandeln können (Rosenberg 1999/2001). Im Sinne dieses Kommunikationsmodells beschreibt eine Person ein Erlebnis, das Leiden verursacht, ohne die andere beteiligte Person zu beschuldigen oder zu kritisieren. Im Rahmen dieses Modells werden alle Äußerungen als »Ich«-Aussagen formuliert (z. B.: »Ich fühle mich verletzt, wenn …«), nicht als »Du«-Aussagen (z. B.: »Du bewirkst, daß ich mich verletzt fühle, wenn …«), weil Formulierungen der letzteren Art Defensivreaktionen und Schuldgefühle hervorrufen können. Der Zuhörer antwortet darauf durch empathisches Spiegeln dessen, was er gehört hat (z. B.: »Ich höre dich sagen …«). Im weiteren Verlauf dieses Dialogs beschreibt der Sprecher, die erste Person, seine Gefühle, nennt Bedürfnisse und formuliert eine Bitte. Der Zuhörer reagiert derweil weiter empathisch und reflektierend darauf. Man kann diese Art von Austausch als Achtsamkeitsübung mit zwei Beteiligten bezeichnen.

Benutzt man die Methode der Gewaltfreien Kommunikation, um eine Konfliktauflösung zu erforschen, sollte man dies zunächst im Kontext einer einfühlsamen Beziehung tun. Es empfiehlt sich außerdem, einen Konflikt in einer Beziehung zu wählen, in der beiden Partnern an einem positiven Resultat gelegen ist. Beim Üben sollten die beiden Beteiligten abwechselnd die Rolle des Sprechers übernehmen, der Person, die über einen Konflikt oder über eine leidvolle Empfindung berichtet. Statt sich von der Verbindung zu distanzieren, sollten Sie feststellen, was geschieht, wenn Sie immer wieder zur Atmung zurückkehren und neugierig verfolgen, was Sie erleben. Sobald Sie in der Anwendung der Gewaltfreien Kommunikation erfahrener sind, können Sie mit den gleichen Strategien an einem größeren Spektrum von Erlebnissen in Beziehungen arbeiten. Beispielsweise können Sie sich darin üben, Konflikte an Ihrem Arbeitsplatz auf konstruktive Weise zu lösen. Sie können auch auf empathisches Zuhören zurückgreifen, wenn Sie es mit Menschen zu tun haben, die unterschiedliche kulturelle, religiöse oder politische Sichtweisen vertreten.

Gewaltlosigkeit ist nicht das Gleiche wie nichts zu tun. Ein indisches Gleichnis bringt dies auf den Punkt: Eine Schlange versetzte einmal ein Dorf in Angst und Schrecken. Sie biß die Dorfbewohner ohne jeden Grund. Eines Tages besuchte ein Weiser das Dorf und beobachtete die Schlange eine Weile. Dann erklärte er der Schlange das Prinzip der Gewaltlosigkeit. Die Schlange war an dem, was der Weise ihr zu sagen hatte, sehr interessiert und nahm seine Lehre an. Als der Weise ein Jahr später wieder in das Dorf kam, sah er, daß die Schlange stark verletzt war. »Was ist passiert?« rief er. Die Schlange antwortete: »Du hast mir beigebracht, Menschen nicht zu beißen, aber jetzt werfen die Dorfbewohner mit Steinen nach mir und stechen mich mit Stöcken.« Der Weise antwortete: »Ich habe dir beigebracht, nicht gewalttätig zu sein, aber ich habe nicht gesagt, daß du nicht mehr zischen sollst.« Wie man sieht, gibt es Situationen, in denen wir schützen müssen, was schützenswert ist, insbesondere wenn unsere eigene Sicherheit oder die Sicherheit eines anderen Menschen gefährdet ist.

Nehmen Sie sich für die folgende Übung die nötige Zeit. Wenn Sie sich dadurch getriggert fühlen, dann erforschen Sie, ob das etwas mit Ihrer eigenen Geschichte zu tun hat. Konflikte, die Menschen in Beziehungen erleben, hängen oft mit frühen Beziehungsverletzungen oder Erinnerungen an traumatische Erlebnisse in Bindungsbeziehungen zusammen. Häufig können wir zu diesen tiefsitzenden Emotionen erst in Kontakt treten, wenn wir in einer gegenwärtigen Beziehung einen Konflikt erleben. Solche Augenblicke des Unbehagens können Entwicklungschancen erschließen. Falls jedoch starke Kritik oder Scham sichtbar wird, sollten Sie sich noch einmal mit Übung 37, »Selbstmitgefühl« (S. 147), oder mit Übung 38, »Verkörpertes Mitgefühl bei Scham« (S. 152), beschäftigen.

58 Gewaltlose Kommunikation

Diese Übung nutzt die Methode der *Gewaltfreien Kommunikation* zur Auflösung eines Konflikts, mit dem Sie konfrontiert werden. Sie können das Verfahren zunächst mit einem einfühlsamen Freund anhand einer relativ geringfügigen Meinungsverschiedenheit üben. Lesen Sie die Anleitung mit Ihrem Übungspartner zusammen, und übernehmen Sie beide abwechselnd die Rollen des Sprechers und des Zuhörers. Konzentrieren Sie sich zunächst auf die Erdung und die Herstellung einer Verbindung zum Atem. Stellen Sie fest, wie Ihnen die Wahrnehmung Ihrer somatischen Erlebnisse hilft, die Fähigkeit zur Aufrechterhaltung der Präsenz in Unbehagen hervorrufenden Situationen zu entwickeln.

Entscheiden Sie zunächst, wer zuerst die Rolle des Sprechers übernimmt. Die betreffende Person wählt ein Erlebnis, das bei ihr Leid verursacht, und entwickelt die Intention, zu kommunizieren, ohne zu kritisieren oder zu beschuldigen. Der erste Sprecher teilt eine Beobachtung über sein Erlebnis mit, indem er sagt: »Was ich erlebe und was nicht zu meinem Wohlbefinden beiträgt, ist ...« Der Zuhörer schweigt währenddessen und antwortet empathisch, indem er wiederholt, was der Sprecher mitgeteilt hat, wobei er folgende Formulierung benutzt: »Was du erlebst und was nicht zu deinem Wohlbefinden beiträgt, ist ...« Dann benennt der Sprecher seine Gefühle, indem er sagt: »Was ich fühle, ist ...«, und der Zuhörer antwortet: »Was du fühlst, ist ...« Im nächsten Schritt beschreibt der Sprecher, was er braucht, indem er sagt: »Was ich brauche, ist ...« Auch hierauf antwortet der Zuhörer, indem er die Aussage spiegelt. Zum Abschluß formuliert der Sprecher eine Bitte, indem er fragt: »Wärest du bereit, zu ...?« Der Zuhörer spiegelt diese Bitte, indem er antwortet: »Möchtest du, daß ich ...?« Im Idealfall haben sowohl der Sprecher als auch der Zuhörer das Gefühl, daß es Ihrer beider Leben bereichert, wenn die Bitte erfüllt wird. Damit schließt sich der Kreis des einfühlsamen Austauschs von Geben und Nehmen.

Nachdem Sie eine Weile geübt haben, die Rolle des Sprechers und des Zuhörers zu übernehmen, sollen Sie sich schriftlich darüber äußern, was Sie während dieser Übung erlebt haben. Wie haben Sie sich gefühlt, als Ihre Äußerungen als Sprecher gespiegelt wurden? Wie war es für Sie, Ihre Bedürfnisse zum Ausdruck zu bringen? Was ist Ihnen aufgefallen, wenn Sie die Rolle des Zuhörers übernommen hatten? Mit welchen Herausforderungen hat das Ausführen dieser Übung Sie konfrontiert?

Ich kann mit Konflikten klar und gleichmütig umgehen.
Ich kann Konflikte durchstehen und dadurch
meine Beziehungen vertiefen.

Das emotionale Kielwasser

Es ist nicht immer leicht einzuschätzen, wie wir auf einen anderen Menschen wirken. Die Idee des *emotionalen Kielwassers (emotional wake)* wurde von Susan Scott (2002) in ihrem Buch *Fierce Conversations* vorgestellt. Stellen Sie sich einmal das Kielwasser eines Boots vor, das sich durch ruhiges Wasser bewegt. Ebenso besteht Ihr »emotionales Kielwasser« aus den Wellen oder der Wirkung, die Sie in der Welt erzeugen. Beispielsweise verursachen wir einen schmerzhaften Welleneffekt, wenn wir andere Menschen beschuldigen oder beschimpfen, wenn wir sarkastisch reden, Menschen herabwürdigen, hinter ihrem Rücken schlecht über sie reden oder sie durch unser Schweigen strafen. Wir alle erzeugen bei Menschen in unserer Umgebung gelegentlich Unbehagen. Das ist charakteristisch für unser Menschsein.

Wir können unsere Wahrnehmung des emotionalen Kielwassers, das uns folgt, verstärken, indem wir jemanden, der vertrauenswürdig, gütig und ehrlich ist, um Feedback bitten. Beispielsweise könnten Sie fragen: »Wie fühlst du dich nach unseren Gesprächen?« Oder: »Was empfindest du, wenn ich den Raum betrete oder verlasse?« Ihre Aufgabe ist es dann, sich das Feedback anzuhören, es auf sich wirken zu lassen und nicht defensiv darauf zu reagieren. Versuchen Sie, Ihre Aufmerksamkeit zu konzentrieren und freundlich zu sein. Untersuchen Sie, was Sie hören, auf Wahrheiten, die für Sie und Ihr Leben wichtig sind. Nach dem Anhören des Feedbacks können Sie darüber nachdenken, in welcher Hinsicht Sie Ihr Verhalten oder Ihre Interaktionen in Anbetracht des Feedbacks verändern wollen. Sie müssen nicht alles, was Sie hören, als zutreffend bestätigen. Hartes und besonders kritisches Feedback ist schwer verdaubar und nährt Ihre Seele nicht. Es geht hier darum, nicht nützliche Informationen auszusondern, eine Grenze zu setzen, um mitfühlendes Feedback zu bitten oder sich eine andere Feedbackquelle zu suchen.

Wenn Sie sich in der Lage fühlen, Verantwortung für Ihr emotionales Kielwasser zu übernehmen, sagen Sie: »Es interessiert mich, die Wirkung, die ich auf dich habe, zu kennen. Du bist mir wichtig, und ich werde mich bemühen, dir zuzuhören, weil du mir als Person etwas bedeutest.« Wenn Sie sich auf diese Weise ohne Einschränkungen dem Feedback eines anderen Menschen öffnen, so ist das ein wertvolles Geschenk, insbesondere soweit es um Anteile von Ihnen geht, die Sie lieber verbergen würden. Ziel einer guten Beziehung ist, der anderen Person zu erkennen zu geben, wenn Sie sich fürchten, und Ihre Verletzlichkeit zu offenbaren. Zwar kann diese Art von authentischem In-Beziehung-Treten sehr verletzlich machen, sie kann aber auch das Vertrauen in die Beziehung stärken. Es zeigt, daß Ihnen die andere Person und Ihre Beziehung zu ihr sehr wichtig sind.

Bereit zu sein, die eigene Defensivhaltung aufzugeben oder zuzugeben, daß man im Unrecht ist, ist ein Akt der Güte. Niemand ist vollkommen. Wir alle machen Fehler. Manchmal verletzen wir einander. Aber unsere Fehler sind nicht ausschlaggebend für das, was wir sind. Wichtiger ist unsere Fähigkeit, aus solchen Augenblicken zu lernen und Änderungen vorzunehmen, die unser Sein wirklich beeinflussen. Wir können das Gefühl der Schuld in etwas Positives verwandeln. Im Gegensatz zur Scham, die uns durch ein überwältigendes Gefühl des Verderbens oder der »eigenen Schlechtigkeit« lähmt, kann ein Schuldgefühl wertvoll und gesund sein. Das Gefühl der Schuld ermöglicht uns, unser somatisches Unbehagen als Bezugspunkt zu nutzen, um die Entscheidungen, die wir treffen, so zu verfeinern, daß wir durch sie weiser und liebevoller werden. Das Gefühl der Schuld ermöglicht uns, unsere Fehler in Chancen zum Lernen zu verwandeln.

Die Bereitschaft, Verantwortung für unser emotionales Kielwasser zu übernehmen, kann uns helfen, diese Welt zu einem besseren Ort zu machen, und kann für andere zum Vorbild werden. Der Prozeß der Selbstreflexion räumt alles aus dem Weg, was zwischen uns und unserem wahren Selbst steht. Im Laufe der Zeit stärken wir unsere Verpflichtung gegenüber der unsterblichen Wahrheit, die in uns lebt. Verantwortung für unser emotionales Kielwasser zu übernehmen, ermöglicht uns auch, der positiven, nährenden und liebevollen Wellen bewußt zu werden, die wir in die Welt ausbreiten können. Durch absichtliches positives Handeln verursachen wir einen Welleneffekt, der Güte, Sanftmut und Verstehen ausbreitet. Wir erhalten unendlich viele Gelegenheiten, auf andere Menschen zu achten und mitfühlend auf sie zu reagieren. Denken Sie stets daran, daß ein einziges mutiges Gespräch ein Leben retten kann.

59 Um Feedback bitten

Bei dieser Übung geht es darum, ein mutiges Gespräch mit einer beliebigen anderen Person zu führen. Wählen Sie dafür jemanden, den Sie für vertrauenswürdig, gütig und ehrlich halten. Bitten Sie diese Person um Feedback darüber, wie sie Sie in ihrer Beziehung zu Ihnen empfindet. Fragen Sie beispielsweise: »Wie fühlst du dich nach unseren Gesprächen?« Oder: »Was fällt dir auf, wenn ich den Raum betrete oder verlasse?« Erbitten Sie auch Feedback über Ihre eventuellen positiven Wirkungen, indem Sie fragen: »Welche Stärken, Gaben oder positiven Wellen gehen von mir aus?«

Sie übernehmen bei diesem Gespräch die Führung und können der anderen Person mitteilen, wann Ihnen das Feedback ausreicht. Verdauen Sie die Informationen, die Sie erhalten. Wenn das Feedback nicht respektvoll, liebevoll und gütig übermittelt wird, können Sie die Übung beenden und die erhaltenen Informationen ignorieren. Daß Menschen sich bei dieser Übung verletzlich fühlen, ist normal. Bedenken Sie, daß es sich um eine transformierende Übung handelt. Behandeln Sie die empfindlichen Bereiche, die angerührt werden, mitfühlend. Danken Sie der Person, die Ihnen Feedback gegeben hat, zum Abschluß, und danken Sie auch sich selbst für Ihren Mut, sich auf dieses Gespräch einzulassen. Schreiben Sie nun ein wenig über das Gespräch.

Ich übernehme Verantwortung für meine Wirkung auf andere.

Ihre Gaben geben

Dies ist der letzte Schritt Ihrer Reise der Transformation von der Traumaheilung zum posttraumatischen Wachsen. Sie können Ihren Focus nun von sich selbst weglenken und erforschen, wie Sie anderen Menschen und der Welt etwas schenken können. Zwar meinen viele Menschen, die Selbstverwirklichung bilde die Spitze von Abraham Maslows Hierarchie der Bedürfnisse, doch hat Maslow selbst (1969) die Selbstverwirklichung als ein Übergangsritual verstanden, das uns ermöglicht, über die Existenz als Einzelne zur Selbsttranszendenz zu gelangen. Während es bei der Selbstverwirklichung darum geht, unser Potential zu realisieren, zielt die Selbsttranszendenz darauf, ein umfassenderes Verständnis des Wohls aller Menschen und den Wunsch zu entwickeln, diese zu schützen (Koltko-Rivera 2006). Beispielsweise können wir etwas zum Wohl der Welt beitragen, indem wir die soziale Gerechtigkeit fördern und politische und die Umwelt schützende Zielsetzungen unterstützen. Wir lösen uns von der Fokussierung auf uns als Individuen, indem wir uns unsere Existenz als Teil eines größeren Ganzen vergegenwärtigen.

Wir werden menschlicher, wenn wir uns darauf konzentrieren, einen anderen Menschen zu lieben oder einer Sache zu dienen, die größer ist als wir (Frankl 1959/2006/1946). Wir entdecken dann ein tieferes Selbstgefühl, das über unsere Rollen im Leben und über die vergängliche Natur unserer Umgebung hinausgeht. Die Identifikation mit diesem wahren Selbst hält uns auch angesichts der größten Herausforderungen im Sinn verwurzelt. Hier, im kollektiven Unbewußten, der Seele der Menschheit, fühlen wir uns ganz (Jung 1976). Hier entdecken wir, daß wir Teil der mit allem Leben verbundenen Muster und Zyklen sind. Von dort aus spüren wir die unsichtbaren Verbindungen zwischen allen Menschen und Tieren und dem Planeten.

Zwar kann es anderen Menschen und der Welt zugute kommen, wenn Sie Ihre besonderen Gaben zur Verfügung stellen, doch wird dieser Prozeß getrübt, wenn er von unseren Ängsten, vom Verlangen, andere zu retten, oder vom Bedürfnis, sich als Experte zu profilieren, getragen wird. Wir handeln dann im Dienste des Ich, statt wirklich anderen zu dienen. Dies sind die Schattenseiten der Selbsttranszendenz. Manchmal wird ein Akt des Gebens als aggressiv empfunden, insbesondere wenn die andere Person nicht annehmen will, was wir zu geben haben. Deshalb ist es wichtig, hinsichtlich der Wirkung unserer Handlungen auf die Menschen in unserer Umgebung Sensibilität zu entwickeln. Wir können die Person, der wir helfen, fragen, ob sie überhaupt Unterstützung will und ob wir ihr die richtige Art von Unterstützung anbieten. Stimmen unsere Ziele nicht mit denjenigen der anderen Person überein, ist es an der Zeit, unser Handeln zu differenzieren. Außerdem müssen wir darauf achten, ob wir uns selbst im Stich lassen, um etwas für andere Menschen zu tun. Sollten Sie diesen Eindruck gewinnen, sollten Sie dafür sorgen, daß Sie gut auf Ihren Körper und Geist, Ihre Energie und Ihre Emotionen eingestimmt bleiben. Dies ermöglicht Ihnen, fürsorgliche Zuwendung anzubieten, ohne etwas »reparieren« oder jemanden »retten« zu wollen. Sie sind nun in der Lage, eine Möglichkeit zu finden, Ihre eigenen Bedürfnisse und Interessen mit den Bedürfnissen und Interessen anderer in Einklang zu bringen.

Wenn es Ihnen gelingt, sich diese Empfindung ausgewogenen Gebens zu erschließen, befinden Sie sich im *Flow*, im Fluß des Lebens. *Flow* ist müheloses Tun in der gewohnten Umgebung, wobei Gewahrsein und Handeln vollständig in Einklang sind (Csikszentmihalyi 1990/1992). Im Flow verlieren Sie Selbst- und Zeitempfinden. Es handelt sich dabei um das Gefühl, daß alles richtig ist, so wie es ist, und um völliges Wachsein. Sie können sich in diesem Zustand mit abwärts fließendem Wasser vergleichen, das sich seinen Weg dort sucht, wo es auf den geringsten Widerstand trifft. In diesem Zustand halten Befangenheit und Selbstkritik Sie nicht auf, und Ihr Leben wird durch ein Sinngefühl bereichert. Das Flow-Erlebnis steht uns allen offen, unabhängig von den Schwierigkeiten, mit denen wir in der Vergangenheit fertig werden mußten, und unabhängig von den Umständen unseres derzeitigen Lebens. Flow können wir in jeder Aktivität finden, in der wir Kontrolle und Meisterschaft über den Geist erreichen, ganz gleich, ob es sich um Geschirrspülen, das Zusammenfalten der Wäsche, einen sportlichen Wettkampf oder künstlerisches Schaffen handelt. Flow wird optimiert, wenn wir Hindernisse überwinden, uns für das, woran wir glauben, einsetzen, oder wenn wir den Mut entwickeln, alle Hindernisse zu überwinden.

In dieser letzten Übung können Sie ein persönliches Manifest entwickeln, eine Aussage über die Werte, Überzeugungen und Intentionen, die für Sie in Ihrem Leben wichtig sind. Ein Manifest fokussiert nicht auf bestimmte Ziele, sondern beinhaltet eine Reflexion über Ihren tiefsten Kern und über die Handlungen, die Sie zur Selbsttranszendenz führen und Sie in einen Flow-Zustand versetzen. Ihr Manifest dient Ihnen als Erinnerungshilfe, die Sie jederzeit konsultieren können, wenn Sie sich nicht geerdet oder von Ihrem Zentrum abgeschnitten fühlen. Ihr Manifest hilft Ihnen, Verantwortung zu übernehmen, wenn Sie mit anderen interagieren, insbesondere in Konfliktsituationen. Verstehen Sie Ihr Manifest als einen Versuch, Ihren Kompaß korrekt auszurichten.

60 Verfassen Sie Ihr persönliches Manifest

Ihr persönliches Manifest bringt die Überzeugungen und Intentionen zum Ausdruck, die Sie im Leben motivieren. Zur Vorbereitung auf seine Formulierung können Sie über die Aktivitäten reflektieren, die Ihre körperliche, psychische, emotionale, soziale und spirituelle Gesundheit fördern, so wie sie in Übung 30, »Entwickeln Sie Ihr persönliches Rezept für Resilienz« (S. 114), beschrieben sind. Denken Sie eine Weile darüber nach, wie Sie durch schwierige und traumatische Ereignisse im Leben gewachsen sind, und schauen Sie sich zu diesem Zweck Ihre Antwort auf Übung 44, »Dem Leiden einen Sinn abgewinnen« (S. 176), noch einmal an. Da ein persönliches Manifest auch Aufschluß über Ihre Stärken und Werte gibt, kann es nützlich sein, wenn Sie sich Ihre Antworten in Übung 45, »Ihre Werte identifizieren« (S. 179), und in Übung 46, »Ihre Stärken erforschen« (S. 180), noch einmal anschauen. Außerdem könnte es vorteilhaft sein, noch einmal über die Intentionen nachzudenken, die Sie in Übung 47, »Ihre Intention festlegen« (S. 183), aufgeführt haben.

Beschreiben Sie das, was Sie in Ihrem Manifest ausdrücken wollen, auf positive Weise. Statt beispielsweise zu schreiben: »Ich werde mich nicht selbst verletzen«, können Sie formulieren: »Ich werde gütig und respektvoll mit mir umgehen.« Die folgenden Fragen und Stichpunkte sollen Ihnen helfen, Ihr persönliches Manifest zu formulieren.

- Was ist Ihnen im Leben am wichtigsten?
- Was haben Sie durch Ihre traumatischen Erlebnisse über sich selbst gelernt?
- Über welche Stärken oder Gaben verfügen Sie?
- Wie wollen Sie leben?
- Was hilft Ihnen am besten, sich Herausforderungen zu stellen oder Hindernisse zu überwinden?
- Wofür setzen Sie sich ein?
- Was würden Sie in Ihrem Leben gern stärken?
- Wie wollen Sie andere behandeln? Und wie wollen Sie von anderen behandelt werden?

- Wie sehen Sie die Zukunft?
- Was läßt Sie nachts nicht schlafen, weil Sie es erreichen, lösen oder zum Erblühen bringen wollen?

Formulieren Sie nun Ihr persönliches Manifest. Sie können es in Form eines durchgehenden Textes gestalten, als Folge von Stichpunkten oder in einer anderen kreativen Form, die Ihnen behagt. Wenn Sie sich an einem Beispiel orientieren wollen, können Sie sich mein persönliches Manifest im Vorwort dieses Buches anschauen.

Ich bin hier, um der Welt meine einzigartigen Gaben darzubieten.
Ich bin im Fluß und mit meinem Ziel in Einklang.

Abschließende Reflexionen

Denken Sie am Ende dieses Buches ein wenig darüber nach, was Sie während der Arbeit damit erlebt haben. Sie wurden dazu angeleitet, Ihre Ressourcen zu entwickeln, traumatische Erlebnisse durchzuarbeiten und eine Resilienz und Wachstum fördernde Geisteshaltung zu kultivieren. Denken Sie daran, daß jede positive Entwicklung im Leben, ob Glück, Dankbarkeit oder Weisheit, nicht nur etwas ist, das wir erleben. Vielmehr handelt es sich bei alldem um kostbare Ressourcen, die wir im Laufe der Zeit kultivieren. Sie haben Mut gezeigt, der Sie in die Lage versetzt, Freude und Schmerz gleichermaßen präsent zu bezeugen. Sie haben Ihre Fähigkeit, in einer Beziehung zu interagieren, mit jener Fragilität und Anmut entwickelt, die menschlichem Erleben eigen ist. Sie sollten jedoch stets daran denken, daß die Heilungsreise nicht linear verläuft. Sie können sich dieses Buch jederzeit wieder vornehmen und die Dinge, die Sie im betreffenden Augenblick erleben, in Ihr sich ständig entwickelndes Selbstgefühl integrieren. Sie werden zwangsläufig mit neuen Herausforderungen konfrontiert werden. Aber Sie verfügen nun über Wissen und Fertigkeiten, die Ihnen nicht nur helfen, resilient zu reagieren, sondern Ihnen auch ermöglichen, Ihr Potential vollständig zu realisieren.

Literatur

Amen, D. G. (2015). *Change your brain, change your life.* Easton: Harmony; dt. (2010). *Das glückliche Gehirn: Ängste, Aggressionen und Depressionen überwinden.* München: Goldmann.

Aposhyan, S. (2007). *Natural intelligence: Body-mind integration and human development.* Boulder: NOW Press.

Brown, B. (2015). *Daring greatly.* New York: Avery; dt. (2013). *Verletzlichkeit macht stark.* München: Kailash.

Campbell, J. (2008). *The hero with a thousand faces.* San Francisco: New World Library; dt. (2011). *Der Heros in tausend Gestalten.* Berlin: Insel.

Cozolino, L. (2010). *The neuroscience of psychotherapy.* New York: Norton.

Csikszentmihalyi, M. (1990). *Flow.* New York: Harper Perrenial; dt. (1992). *Flow: das Geheimnis des Glücks.* Stuttgart: Klett-Cotta.

Doidge, N. (2007). *The brain that changes itself.* London: Penguin Books; dt. (2008). *Neustart im Kopf. Wie sich unser Gehirn selbst repariert.* Frankfurt/M.: Campus.

Emmons, R. A. (2007). *Thanks!* New York: Houghton Mifflin Harcourt; dt. (2008). *Vom Glück, dankbar zu sein.* Frankfurt/M.: Campus.

Enright, R. D., & Fitzgibbons, R. P. (2000). *Helping clients forgive.* Washington: American Psychological Association.

Frankl, V. E. (1959/2006). *Man's search for meaning.* Boston: Beacon Press; dt. (1946). *Ein Psychologe erlebt das Konzentrationslager.* Wien: Verlag für Jugend und Volk.

Frankl, V. E. (1986). *The doctor and the soul: From psychotherapy to logotherapy.* New York: Knopf; dt. (1946). *Ärztliche Seelsorge. Grundlagen der Logotherapie und Existenzanalyse.* Wien: Deuticke.

Graham, L. K. (2017). *Moral injury: Restoring wounded souls.* Nashville: Abingdon Press.

Gregory, E. M., & Rutledge, P. B. (2016). *Exploring positive psychology.* Westport: Greenwood Publishing.

Haggerty, J., Sherrod, L., Garmezy, N., & Rutter, M. (1996). *Stress, risk and resilience in children and adolescents.* New York: Cambridge University Press.

Halifax, J. (2004). *The fruitful darkness.* New York: Grove Press.

Hanh, T. N. (2014). *No mud, no lotus.* Berkeley: Parallax Press; dt. (2015). *Ohne Schlamm kein Lotos.* München: Nymphenburger.

Hanson, R. (2016). *Hardwiring happiness.* Easton: Harmony Press; dt. (2013). *Denken wie ein Buddha.* München: Irisiana.

Hayes, S. C. (2005). *Get out of your mind and into your life.* Oakland: New Harbinger; dt. (2007). *In Abstand zur inneren Wortmaschine.* Tübingen: DGVT-Verlag.

Herman, J. (1992). *Trauma and recovery.* New York: Basic Books; dt. (1993). *Die Narben der Gewalt.* München: Kindler.

Jung, C. G. (1976). *Die Archetypen und das kollektive Unbewußte.* Olten: Walter.

Kabat-Zinn, J. (2018). *Meditation is not what you think.* New York: Hachette; dt. (2019). *Meditation ist nicht, was Sie denken.* Freiburg: Arbor.

Knipe, J. (2015). *EMDR toolbox.* New York: Springer.

Koltko-Rivera, M. E. (2006). Rediscovering the later version of Maslow's hierarchy of needs. *Review of General Psychology, 10*(4), 302–317.

Korb, A. (2015). *The upward spiral.* Oakland: New Harbinger; dt. (2016). *Die Aufwärtsspirale gegen Depressionen.* Freiburg: Herder.

Kornfield, J. (2008). *The wise heart.* New York: Bantam; dt. (2014). *Das weise Herz.* München: Arkana.

Levine, P. (1997). *Waking the tiger.* Berkeley: North Atlantic; dt. (1998). *Trauma-Heilung: Das Erwachen des Tigers.* Essen: Synthesis.

Levine, P. (2010). *In an unspoken voice.* Berkeley: North Atlantic; dt. (2011). *Sprache ohne Worte.* München: Kösel.

Loftus, E., & Ketcham, K. (1994). *The myth of repressed memory: False memories and allegations of sexual abuse.* New York: St. Martin's Griffin; dt. (1995). *Die therapierte Erinnerung.* Hamburg: Klein.

Luthar, S. S. (2003). *Resilience and vulnerability.* Cambridge: Cambridge University Press.

Maddi, S. R. (2013). *Hardiness: Turning stressful circumstances into resilient growth.* New York: Springer.

Maslow, A. H. (1968). *Toward a psychology of being.* New York: Van Nostrand; dt. (1973). *Psychologie des Seins.* München: Kindler.

Maslow, A. H. (1969). The farther reaches of human nature. *Journal of Transpersonal Psychology, 1*(1), 1–9.

McGonigal, J. (2015). *Super better.* New York: Penguin Press.

Neff, K. (2011). *Self-compassion.* New York: William Morrow; dt. (2012). *Selbstmitgefühl.* München: Kailash.

Pennebaker, J. M., & Smyth, J. W. (2016). *Opening up by writing it down.* New York: Guilford Press.

Peterson, C., & Seligman, M. E. P. (2004). *Character strengths and virtues.* New York: Oxford University Press.

Porges, S. (2011). *The Polyvagal Theory.* New York: Norton; dt. (2010). *Die Polyvagal-Theorie. Neurophysiologische Grundlagen der Therapie.* Paderborn: Junfermann.

Porges, S. (2017). *Die Polyvagal-Theorie und die Suche nach Sicherheit: Traumabehandlung, soziales Engagement und Bindung.* Lichtenau: G. P. Probst.

Rogers, C. R. (1961/1995). *On becoming a person*. Boston: Houghton Mifflin; dt. (1973). *Entwicklung der Persönlichkeit*. Stuttgart: Klett.

Rosenberg, M. (1999). *Nonviolent communication*. Chicago: Puddledancer Press; dt. (2001). *Gewaltfreie Kommunikation*. Paderborn: Junfermann.

Rothschild, B. (2010). *8 keys to safe trauma recovery*. New York: Norton.

Schore, A. N. (2012). *The science of the art of psychotherapy*. New York: Norton.

Schwartz, A. (2016). *The complex PTSD workbook*. Berkeley: Althea Press; dt. (2018). *Arbeitsbuch Komplexe PTBS: Ein Geist-Körper-Ansatz zur Wiedererlangung der Emotionskontrolle und der Ganzheit*. Lichtenau: G. P. Probst.

Schwartz, R. (1997). *Internal family systems therapy*. New York: Guilford; dt. (1997). *Systemische Therapie mit der inneren Familie*. München: Pfeiffer.

Scott, S. (2002). *Fierce conversations*. New York: Penguin Random House.

Seligman, M. E. P. (2004). *Authentic happiness*. New York: Atria Books; dt. (2003). *Der Glücksfaktor*. Bergisch Gladbach: Ehrenwirth.

Shapiro, F. (2018). *Eye movement desensitization and reprocessing (EMDR) therapy* (3rd ed.). New York: Guilford.

Siegel, D. (1999). *The developing mind*. New York: Guilford; dt. (2006). *Wie wir werden, die wir sind*. Paderborn: Junfermann.

Siegel, D. (2010). *Mindsight*. New York: Bantam; dt. (2010). *Die Alchemie der Gefühle*. München: Kailash.

Stone, H., & Stone, S. L. (1998). *Embracing ourselves*. San Francisco: New World Library.

Sullivan, M. et al. (2018). Yoga therapy and Polyvagal Theory. *Frontiers in Human Neuroscience Hypothesis and Theory, 12*(67), 1–15.

Tedeschi, R. G. et al. (2018). *Posttraumatic growth: Theory, research, and applications*. New York: Routledge.

Toussaint, L. L. et al. (Eds.) (2015). *Forgiveness and health*. New York: Springer.

Winnicott, D. W. (1990). *Home is where we start from*. New York: Norton; dt. (1990). *Der Anfang ist unsere Heimat*. Stuttgart: Klett-Cotta.

Wolynn, M. (2016). *It didn't start with you*. New York: Viking Press; dt. (2017). *Dieser Schmerz ist nicht meiner*. München: Kösel.

van der Kolk, B. (2014). *The body keeps the score*. New York: Viking; dt. (2015). *Verkörperter Schrecken: Traumaspuren in Gehirn, Geist und Körper und wie man sie heilen kann*. Lichtenau: G. P. Probst.

Viorst, J. (1987). *Alexander and the terrible, horrible, no good, very bad day*. New York: Atheneum Books; dt. (1975). *Alexander und der abscheuliche, gräßliche, mistige, eklige Tag*. Ravensburg: Maier.

Yehuda, R. (2008). *Treating trauma survivors with PTSD*. Washington: American Psychiatric Press.

Über die Autorin

Arielle Schwartz, Ph. D., ist lizensierte klinische Psychologin und EMDR-Beraterin und arbeitet als Therapeutin in ihrer Privatpraxis in Boulder, Colorado. Sie ist anerkannte Yoga-Lehrerin und leitet Traumatisierte zu therapeutischem Yoga an. Ihr therapeutischer Ansatz integriert existentielle Therapie, Gestalt-Therapie, Strukturelle Integration, Somatische Psychologie und EMDR-Therapie – wobei sie alle diese Ansätze so einsetzt, daß die relationale Grundlage der Arbeit eine wichtige Rolle spielt. Ein weiterer wichtiger Aspekt ihrer Herangehensweise ist die Vermittlung neuester Informationen über psychische Gesundheit und Wohlergehen, was sie durch ihre Arbeit als Autorin, durch öffentliche Vorträge, durch ihre Präsenz in den sozialen Medien und durch ihr Blogging zum Ausdruck bringt.

Arielle Schwartz ist Autorin des *Arbeitsbuchs Komplexe PTBS* (G. P. Probst 2018), des hier vorliegenden Übungsbuchs und Co-Autorin des Buches *EMDR-Therapie und Somatische Psychologie* (G. P. Probst 2020).

Dr. Schwartz leitet ein von PESI organisiertes dreitägiges Training für die Behandlung komplexer PTBS bei Klienten mit chronischen und wiederholten Traumatisierungen sowie Entwicklungsbezogenen Traumafolgestörungen. Auch leitet sie in Zusammenarbeit mit dem Maiberger Institute Workshops in EMDR-Therapie und Somatischer Psychologie, wobei die Arbeit an Bindungsverletzungen und die Behandlung von chronischen Schmerzen und Krankheiten für sie eine besondere Rolle spielt. In ihrer Freizeit wandert Dr. Schwartz gern in den Bergen von Colorado und genießt entspanntes Zusammensein mit ihrem Mann und ihren beiden Kindern.

TITELLISTE

Eine ausführliche Präsentation sämtlicher lieferbaren und geplanten Titel unseres Verlages finden Sie im Internet unter *www.gp-probst.de*

Band 1 – van Vreeswijk, Broersen & Schurink: *Achtsamkeit und Schematherapie*
Band 2 – Emerson & Hopper: *Trauma-Yoga* (3. Aufl.)
Band 3 – Williams & Poijula: *Das PTBS-Arbeitsbuch* (3. Aufl.)
Band 4 – Rosengren: *Arbeitsbuch Motivierende Gesprächsführung* (3. Aufl.)
Band 5 – Skeen: *Lebensfallen in der Partnerschaft*
Band 6 – Davies: *Triggerpunkt-Massage der Schultern*
Band 7 – Rollnick, Miller & Butler: *Motivierende Gesprächsführung in den Heilberufen* (2. Aufl.)
Band 8 – Wilber: *Das Atman-Projekt – Streben der Seele nach Einheit*
Band 9 – Finando: *Triggerpunkt-Therapie bei Myofaszialschmerzen*
Band 10 – Hyman & Pedrick: *Arbeitsbuch Zwangsstörungen* (2. Aufl.)
Band 11 – McKay, Lev & Skeen: *ACT und Schematherapie*
Band 12 – Putnam: *Handbuch Dissoziative Identitätsstörung*
Band 13 – Scaer: *Das Trauma-Spektrum*
Band 14 – Kluft: *Pacing in der Traumatherapie*
Band 15 – van Vreeswijk/Broersen: *Schemafokussierte Kurzzeittherapie in Gruppen/ Therapeuten-Buch*
Band 16 – Broersen/van Vreeswijk: *Schemafok. Kurzzeitther. in Gruppen/Patienten-Buch*
Band 17 – Paulsen: *Trauma und Dissoziation mit neuen Augen sehen* (2. Aufl.)
Band 18 – NurrieStearns: *Trauma-Heilung durch Yoga und Meditation*
Band 19 – Foa, Hembree & Rothbaum: *Handbuch der Prolongierten Exposition*
Band 20 – Rothbaum, Foa & Hembree: *Arbeitsbuch Prolongierte Exposition*
Band 21 – Powell, Cooper, Hoffman & Marvin: *Der Kreis der Sicherheit*
Band 22 – Wallin: *Bindung und Veränderung in der psychotherapeutischen Beziehung*
Band 23 – van der Kolk: *Verkörperter Schrecken* (6. Aufl.)
Band 24 – Emerson: *Trauma-Yoga in der Therapie*
Band 25 – Stoddard & Afari: *Metaphern und Übungen für die ACT-Arbeit*
Band 26 – McBride: *Werde ich jemals gut genug sein* (3. Aufl.)
Band 27 – Bentzen & Hart: *Neuroaffektive Therapie mit Kindern & Jugendlichen*
Band 28 – Shapiro: *Ego-State-Interventionen – leicht gemacht* (3. Aufl.)
Band 29 – Porges: *Die Polyvagal-Theorie und die Suche nach Sicherheit* (3. Aufl.)
Band 30 – Burns: *Feeling Good in zehn Schritten*

Band 31 – Scaer: *Acht Schlüssel zur Gehirn-Körper-Balance*
Band 32 – Steele, Boon & van der Hart: *Die Behandlung traumabasierter Dissoziation*
Band 33 – Manning: *Ich liebe einen Borderliner*
Band 34 – Schwartz: *Arbeitsbuch Komplexe PTBS*
Band 35 – Najavits: *Trauma, Sucht und die Suche nach Sicherheit*
Band 36 – Dana: *Die Polyvagal-Theorie in der Therapie* (2. Aufl.)
Band 37 – Anderson, Sweezy & Schwartz: *Therapeutische Arbeit im System der Inneren Familie*
Band 38 – Porges & Dana (Hrsg.): *Klinische Anwendungen der Polyvagal-Theorie*
Band 39 – Rahm & Meggyesy (Hrsg.): *Somatische Erfahrungen in der psychotherapeutischen und körpertherapeutischen Traumabehandlung*
Band 40 – Mischke-Reeds: *Somatische Psychotherapie – ein Werkzeugkasten*
Band 42 – Schwartz & Maiberger: *EMDR-Therapie und Somatische Psychologie*